Dr. med. Jürgen Freiherr von Rosen

Naturheilkunde für jeden

Ein Wegweiser für eine bessere Gesundheit

Dr. med. Jürgen Freiherr von Rosen

Naturheilkunde für jeden

Ein Wegweiser für eine bessere Gesundheit

vianova
Verlag Via Nova

Der Inhalt in diesem Buch ist vom Autor sorgfältig erwogen und geprüft, dennoch kann eine Garantie nicht übernommen werden. Eine Haftung des Autors ist ausgeschlossen.

1. Auflage 2010

Verlag Via Nova, Alte Landstr. 12, 36100 Petersberg

Telefon: (06 61) 6 29 73

Fax: (06 61) 96 79 560

E-Mail: info@verlag-vianova.de

Internet: www.verlag-vianova.de / www.transpersonale.de

Umschlaggestaltung: Guter Punkt, München

Satz: Sebastian Carl

Druck und Verarbeitung: Fuldaer Verlagsanstalt, 36037 Fulda

ISBN 978-3-86616-166-5

INHALT

WIDMUNG

Dieses Buch widme ich allen Menschen, die sich intensiv darum bemühen, gesund zu werden und gesund zu bleiben. Dieser Weg ist nicht einfach. Viel Nachdenken und Disziplin sind dafür notwendig. Die Erhaltung von Gesundheit, Leistungsfähigkeit und Lebensfreude ist aber ein verlockendes und lohnendes Ziel.

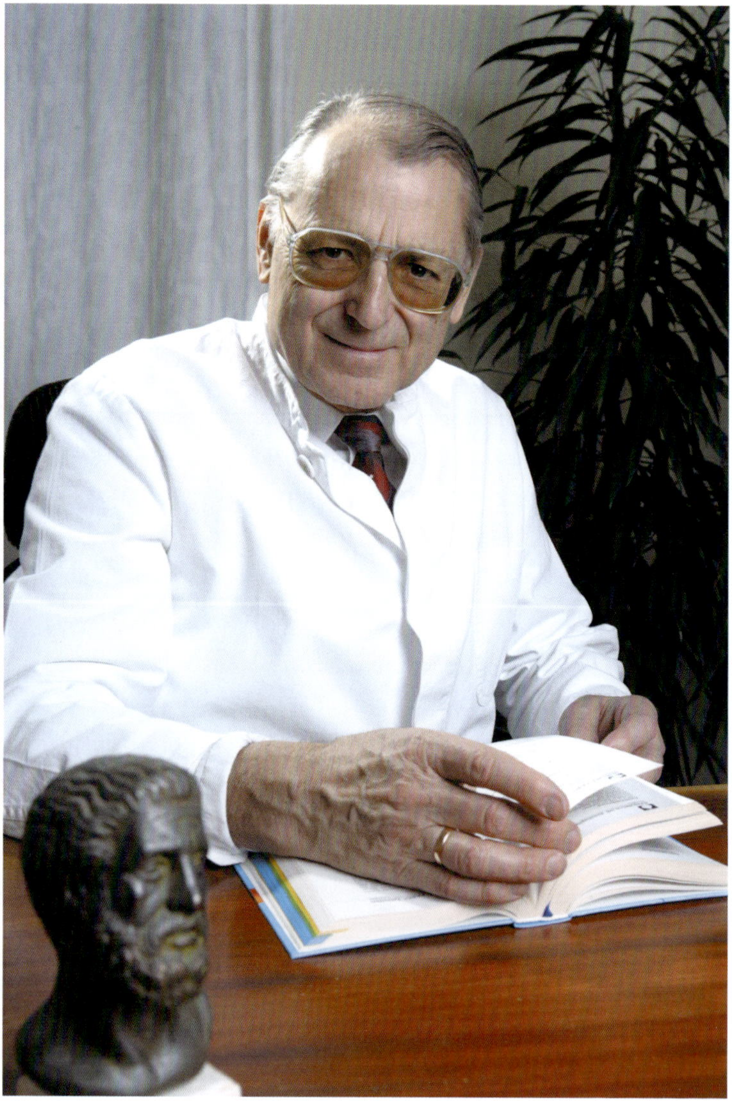

VORWORT

Über Sinn und Zweck naturheilkundlicher Verfahren gibt es viele inhaltsreiche und sinnvolle Bücher. Deshalb muss ich mich der Frage stellen, warum ich zusätzlich noch ein Buch veröffentlichen möchte, obwohl doch vermutlich schon vieles oder fast alles gesagt und geschrieben worden ist.

Der einzige Grund dafür liegt in dem Umstand, dass die meisten Bücher zu umfangreich sind, so dass sie in der heutigen schnelllebigen Zeit nicht mehr richtig gelesen und verstanden werden. Wir brauchen kurze, einprägsame Texte, möglichst mit Bildern, damit uns die wesentlichen Gedanken haften bleiben. Viele Menschen sind so sehr durch eine Informationsflut überlastet, dass sie viele – auch für sie selbst wichtige Informationen – nicht mehr erkennen und aufnehmen können. Besonders für diese Menschen wurde dieses Buch geschrieben. Denn auch die Anregung dafür kam aus dem Kreis der Leser meiner zahlreichen, aber für manche zu langatmigen Berichte. Deswegen: In der Kürze liegt die Würze.

Ich wünsche Ihnen eine angenehme
und aufschlussreiche Lektüre!
Ihr Dr. med. Jürgen Freiherr von Rosen

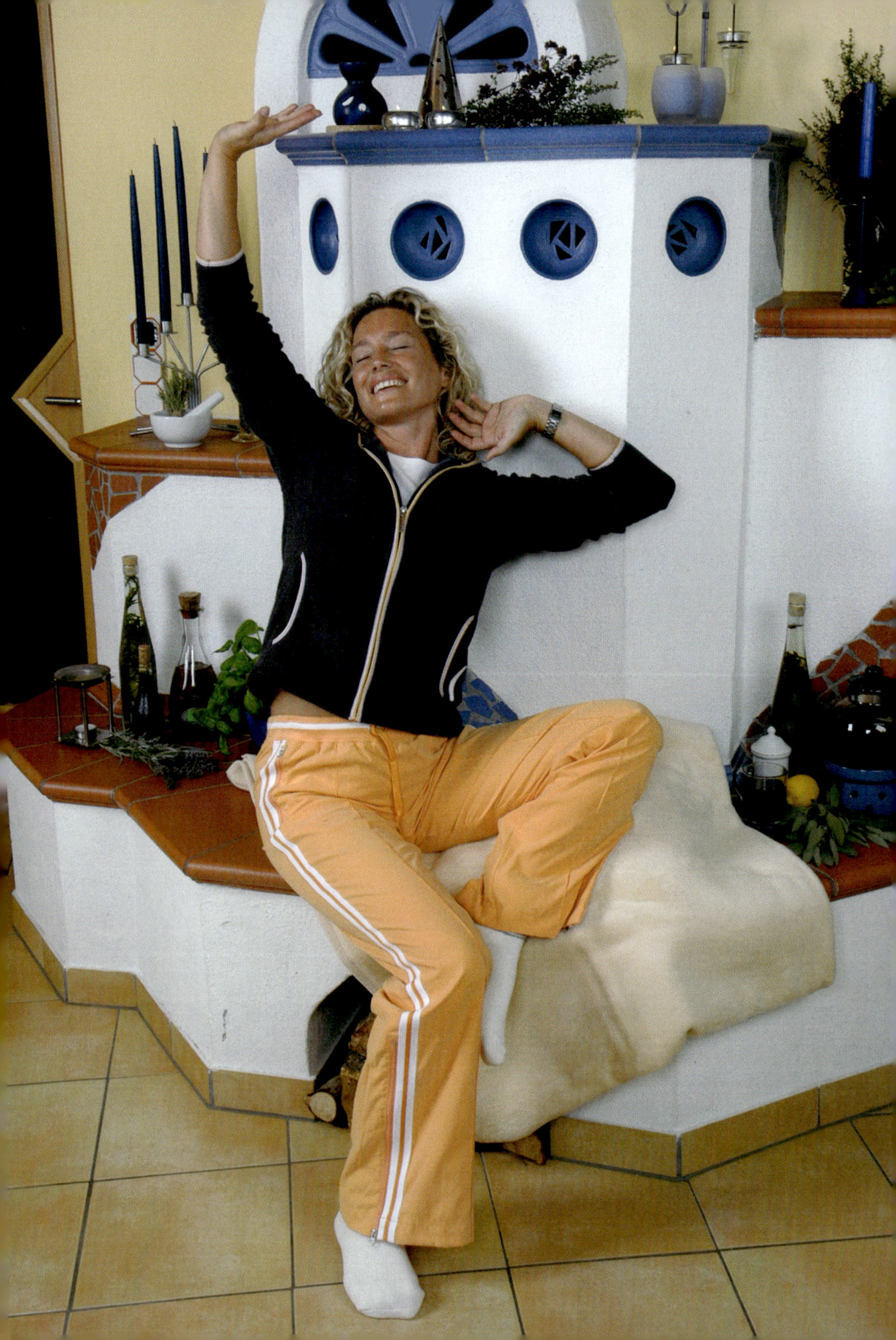

1.

SCHULMEDIZIN UND NATURHEILKUNDE

Alle Ärzte sind aufgrund ihrer Ausbildung Schulmediziner. Sie haben in etwa alle das gleiche Grundwissen über Anatomie, Physiologie, Diagnostik, Krankheitslehre und Therapie. Die Unterschiede im Bildungsniveau sind bei Beginn der ärztlichen Tätigkeit relativ gering, können mit der Zeit allerdings riesengroß werden. Auch Ärzte, die Naturheilkunde anwenden, sind von Anfang an Schulmediziner. Sie sind nur irgendwann in der Behandlung ihrer Patienten an ihre Grenzen gestoßen und haben versucht, diese Grenzen zu erweitern. Bei der Naturheilkunde konnten sie feststellen, dass damit ihre Möglichkeiten, Krankheiten zu bessern und eventuell auszuheilen, erheblich größer geworden sind.

Die Schulmedizin hat unfassbar viel Segen gestiftet. Dies wird in Naturheilkundekreisen gerne übersehen. Die Systematik der Krankheiten, die Beschreibung der vielen Störungen der einzelnen Organe, die Entwicklung wirksamer Medikamente gegen Seuchen, Infektionen und viele chronische Krankheiten, das teilweise großartige Impfprogramm, die Hygienemaßnahmen und vieles andere sind auf die Schulmedizin zurückzuführen. Auf der Erde leben inzwischen mehr als sechs Milliarden Menschen. In einigen Jahrzehnten werden es neun Milliarden sein. Vor 200 Jahren war es gerade eine Milliarde.

Abb. 2: Gesund und entspannt durchs Leben gehen – dazu kann die Naturheilkunde viel beitragen.

Diese Menschen werden ernährt, z.T. hervorragend medizinisch betreut und erreichen häufig ein Lebensalter, das Jahrzehnte über dem vor 100 Jahren liegt. Die Kindersterblichkeit ist in den Hochzivilisationsländern gegen Null gesunken. Vor 100 Jahren lag sie noch bei 30 Prozent. Die Arztdichte hat sich vervielfacht. Wir können heute eine Vielzahl von Behandlungen durchführen, an die selbst vor 50 Jahren noch nicht zu denken war.

Die Diagnostik der Schulmedizin ist sensationell. Wir können in alle Körperhöhlen hineinschauen, wir können subtile Untersuchungen des Blutes und anderer Körperflüssigkeiten durchführen sowie eine virtuelle Diagnostik vieler Organe von außen (z.B. Herz, Darm u.a.). Ultraschall, Computer- und Kernspintomographie haben unser Wissen unendlich bereichert. Die Genforschung ermöglicht ungeahnte Fortschritte, wenn sie rich-

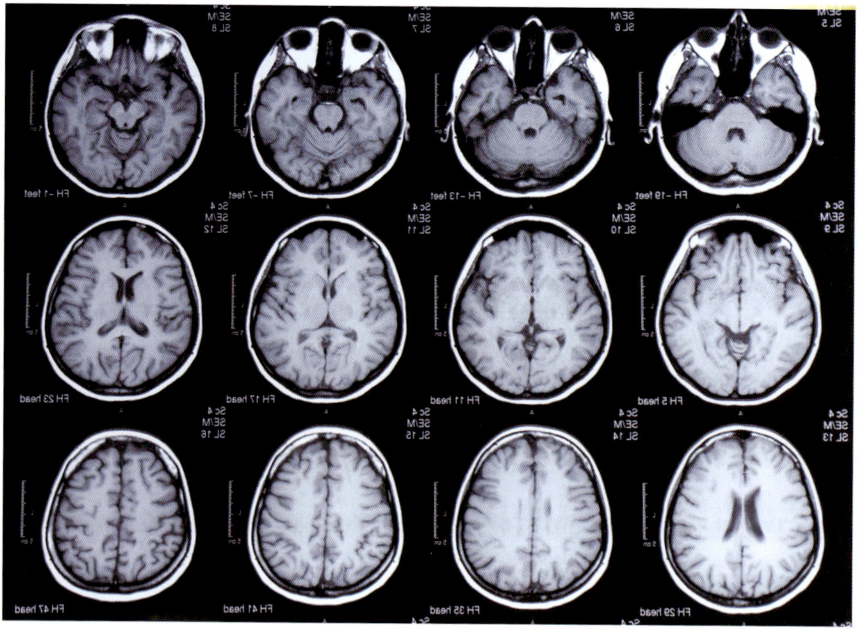

Abb. 3: Dank modernster medizinischer Technik können wir bis in feinste Organbereiche sehen.

tig eingesetzt wird. Und weitere vielversprechende, unschädliche Verfahren sind in Vorbereitung, wobei wir bis heute nicht sagen können, was uns in 20 Jahren erwarten wird. Es ist eine unheimlich spannende Zeit.

Genauso ist es mit der Therapie. Transplantationen diverser Organe, subtile Hirn- und andere Operationen, die Ausrottung nahezu der meisten tödlichen Infektionskrankheiten, die niedrige Säuglingssterblichkeit, ein insgesamt **hoher medizinischer Standard in der Ausbildung der Ärzte in den Hochzivilisationsländern** sind Anzeichen einer positiven Entwicklung, von der man vor einigen Jahrzehnten nur hoffen konnte, dass sie eines Tages eintreten werde. Das ist inzwischen geschehen.

Und auch die anderen Länder können nachziehen, wenn sich ihre Regierungen Mühe geben, wenn die Korruption eingeschränkt und eine ausreichende Hilfe durch die reichen Länder angeboten und von den ärmeren Ländern auch ohne Selbstbereicherung ihrer Funktionäre angenommen wird. Viele Menschen auf der Welt wollen diese Entwicklung. Deswegen wird sie auch in absehbarer Zeit eintreten.

Aber es gibt auch Bereiche, die erheblich verbesserungsbedürftig sind. **Die Schulmedizin ist im Wesentlichen eine Reparatur- und eine Prothesenmedizin.** Brille, Zahnprothese, Hörgerät, künstliche Hüfte, Bypass-Operation, Herzschrittmacher, aber auch Blutdrucksenker, Cortison, Migränetabletten, Antirheumatika, Antibiotika und viele andere Medikamente werden erst eingesetzt, wenn „das Kind bereits in den Brunnen gefallen ist", d.h., wenn die Krankheit ausgebrochen, also meist chronisch geworden ist. Dann erhalten derartige Maßnahmen allerdings häufig die Lebensqualität und sind manchmal lebensrettend und damit zwingend notwendig. Auch bei Unfällen und akuten Erkrankungen hilft die Schulmedizin sehr häufig, Leben zu retten und Lebensqualität zu erhalten.

Aber sind die vielen Prothesen und Reparaturen bei chronischen Krankheiten notwendig? Muss es erst so weit kommen? Viele Medikamente haben unangenehme Nebenwirkungen, die sich oft erst Jahre später bemerkbar machen. Allerdings kann man oft auch viele Jahre weitgehend beschwerdefrei damit leben. Ist somit die Schulmedizin die ideale Medizin, auf die wir so lange gewartet haben und mit der wir fast alles erreichen können? Fast könnte man es meinen, aber wirklich nur fast. Denn es gibt große Lücken in dieser Medizin, sodass vielen Menschen nicht so geholfen wird, wie sie es erwartet haben und es ihnen auch oft versprochen wurde. Durch unsachgemäße schulmedizinische Behandlung entsteht auch viel Leid.

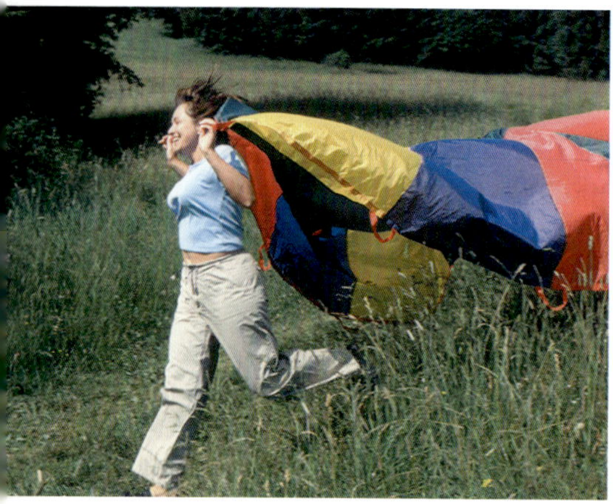

Abb. 4: Sein Leben gesund genießen – das muss keine Illusion sein.

Bis auf das Hygiene- und Impfprogramm sowie einige Früh- und Vorsorgeuntersuchungen, besonders bei Kindern und Schwangeren, wird die Prävention wenig beachtet. **Die Ärzte lernen, Krankheiten zu behandeln und zu bekämpfen, nicht Gesundheit zu erhalten.** Wir zahlen hohe Beiträge an die „Krankenkassen" zur Behandlung bereits ausgebrochener Krankheiten. Für gesundheitserhaltende Maßnahmen geben diese Kassen sehr wenig Geld aus. Wir finden es normal, dass jeder Mensch gelegentlich akut krank wird und mit zunehmendem Alter aber eigentlich immer chronisch krank ist. Dass man sein ganzes Leben gesund bleiben kann, halten wir für eine Illusion.

Lesetipp:
„Der Jungbrunnen des Dr. Shioya", erschienen im Koha-Verlag

Dabei gibt es **auf der ganzen Welt genügend Beweise, dass völlige Gesundheit bis ins höchste Alter möglich ist**. Dass es nicht nur auf Glück beruht, sondern dass Gesundheit auch geplant werden kann. Dass wir die meisten Aspekte unserer Gesundheit selbst in der Hand haben. Und dass wir einen Arzt normalerweise nur brauchen als einen Lehrer, der uns zeigt, wie wir am besten, schnell und einfach Gesundheit lernen. Ein „Doktor" ist ein Lehrender.

Dafür müssten die Ärzte allerdings auch selbst wissen, wie sie gesund bleiben können. Das wissen sie aber nicht, weil sie nur die „Behandlung von Krankheiten" gelernt haben, aber nicht die Erhaltung von Gesundheit. Deswegen sind sie auch nicht gesünder als ihre Patienten, sondern oft sogar kränker. Denn sie werden ständig mit Leid konfrontiert, spüren die Diskrepanz in ihrem Beruf zwischen dem Anspruch des Patienten und ihrem eigenen unzureichenden Können und sind oft genug hilflos, auch wenn sie gern helfen würden. Sie wissen aber selten einen Ausweg aus diesem Dilemma, weil sie die Naturgesetze der Gesundheit nicht kennen.

> Mit der Naturheilkunde gelingt es, die derzeitige Entwicklung zur Reparatur- und Prothesenmedizin zu verlangsamen und teilweise sogar zu stoppen. Man kann Gesundheit erhalten, wenn man die Gesundheitsgesetze beachtet. Man kann sehr frühzeitig die Entstehung von Störungen und Krankheiten erkennen und entsprechend auch frühzeitig dagegen steuern.
>
> (von Rosen, J.: Diagnose – Gesundheit, Verlag Reform-Rundschau)

Dazu ist es allerdings notwendig, bisherige Denkmuster aufzugeben, gesunde Ernährung, gesunde Bewegung und gesundes Denken und Fühlen zu lernen und die Pflege des eigenen Körpers, des eigenen Geistes und der eigenen Seele so zu vervollkommnen, dass man darin ein leuchtendes Beispiel für die Gemeinschaft wird. Denn wenn Körper, Geist und Seele optimal arbeiten, dann sind wir keine Egoisten, sondern Vorbilder in

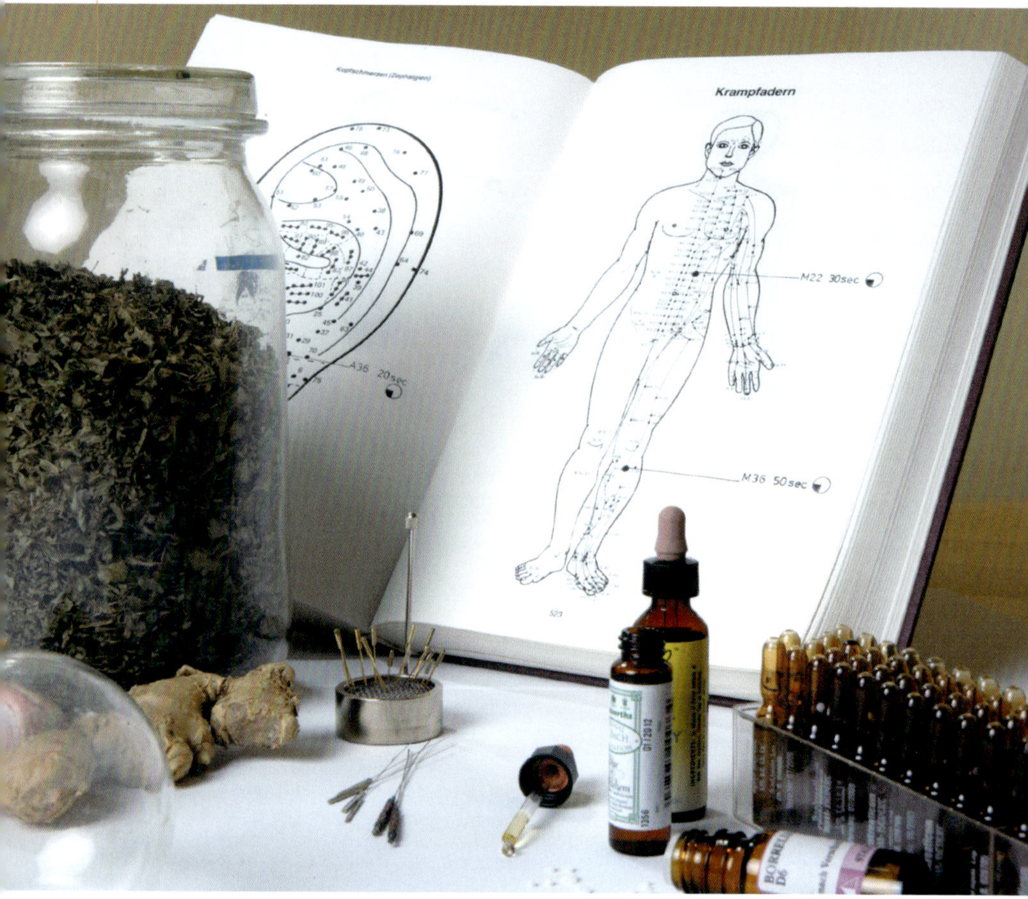

Abb. 5: Die Naturheilkunde hat vielfältige Möglichkeiten.

Fragen der Gesundheit. Andere Menschen werden uns deswegen staunend bewundern. In einem solchen Falle brauchen wir den Arzt nur noch, wenn es doch irgendwann einmal zu Komplikationen kommt, wenn eine Situation schwierig geworden ist und unsere eigenen Fähigkeiten zu begrenzt sind, um das Problem zu lösen.

Mit Naturheilkunde finden wir aber häufig auch Auswege aus einer Situation, wenn alle Versuche der Schulmedizin, ein Leiden zu bessern, fehlgeschlagen sind. Wenn wir dann alle Register der Gesundheitswiederherstellung ziehen, dann ist es oft möglich, das „Rad der Krankheit" zurückzudrehen. Dazu ist nicht nur ein großes Können des Therapeuten notwendig, sondern auch eine akribische Mitarbeit des Patienten.

Ein altes deutsches Sprichwort sagt: „Hilf Dir selbst, dann hilft Dir Gott". Die alten Römer sagten: „Die Natur heilt, der Arzt hilft nur dabei" („medicus curat, natura sanat"). Sprichwörter sind bewährte Lebensweisheiten. Arzt und Patient müssen in einem solchen Falle sehr eng zusammenarbeiten.

Nach meinen jahrzehntelangen Erfahrungen (ich bin bei dieser Niederschrift seit 43 Jahren als Arzt und seit 40 Jahren in der Naturheilkunde tätig) ist es möglich, ca. **80 Prozent der ambulanten Diagnostik und Therapie mit Naturheilkunde durchzuführen. Dadurch entstehen erhebliche Einsparungen,** da erfahrungsgemäß eine derartige Therapie auf Dauer nur 10 bis 20 Prozent der derzeit üblichen schulmedizinischen Kosten verursacht. Natürlich müssen Arzt und Patient, wie gerade angegeben, sehr genau und gut zusammenarbeiten, damit ein Optimum an Erfolg entstehen kann. Im stationären Bereich muss üblicherweise die Akutbehandlung schulmedizinisch durchgeführt werden. Nach Abklingen der akuten Lebensgefahr ist aber auch hier eine naturheilkundliche Weiterführung der Behandlung sinnvoll und oft kostensparend. So möchte ich in den folgenden Kapiteln zeigen, worauf es ankommt und was man tun muss, um einerseits gesund zu bleiben und andererseits wieder gesund zu werden, wenn man wirklich einmal krank geworden ist und nicht mehr allein herausfindet.

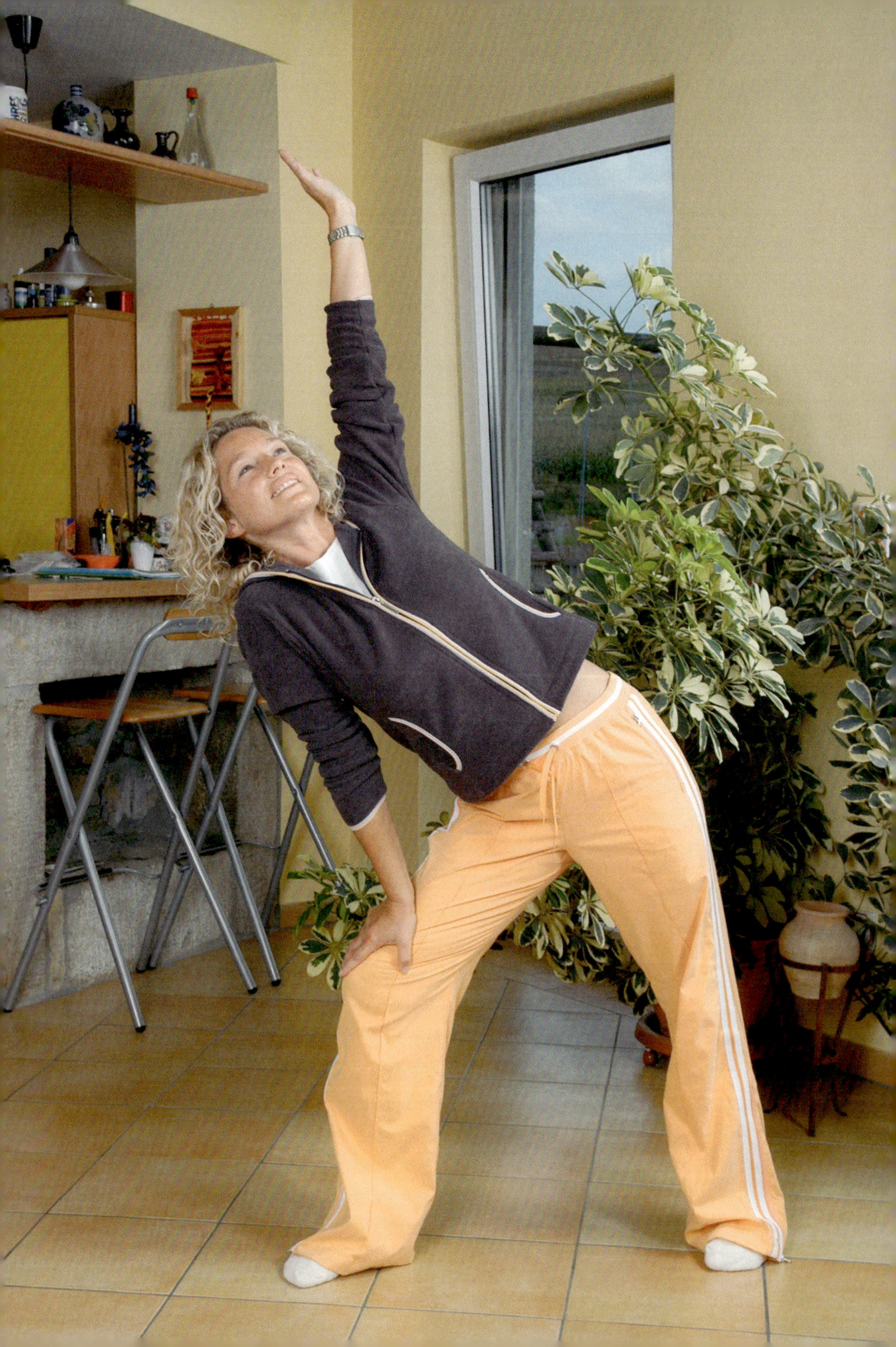

2.

DIE ENTSTEHUNG DER KRANKHEITEN

Ein bekannter Arzt des 20. Jahrhunderts hat folgende These aufgestellt:

> „Krankheit entsteht im Wesentlichen durch Einlagerung von Giftstoffen – Gesundheit entsteht dementsprechend durch Ausscheidung von Giftstoffen."
>
> (H.H. Reckeweg: Homotoxin-Lehre, Aurelia-Verlag)

An dieser These ist sehr viel Wahres, auch wenn sie nicht alles erklärt. Aber sie gibt uns den entscheidenden Hinweis, wo wir suchen müssen. Wir müssen nämlich dort suchen, wo und wie wir mögliche Giftstoffe aufnehmen und wie wir eine solche Aufnahme vermeiden können. Das wäre die Prophylaxe. Und bei der Therapie geht es um den einfachsten und besten Weg der Ausscheidung eben dieser Stoffe. Denn mit ausreichender Ausscheidung tritt oft eine entscheidende Besserung unserer Gesundheit ein. Eine Vielzahl wissenschaftlicher Beweise wurde in dem Buch: J. von Rosen, O. Schikora: „Und die Naturheilkunde hat doch Recht", Verlag Parzeller, veröffentlicht.

Abb. 6: Wer eine gesunde Lebensweise im Einklang mit der Natur führt leistet hervorragende Prävention.

Dass Krankheitsheilungen durch Giftstoffausscheidung keine Wunschträume sind, belegen die Erfahrungen und Erkenntnisse berühmter Ärzte und Naturheilkundiger der letzten 200 Jahre, vor allem von Pfarrer Kneipp und der Ärzte Dr. S. Hahnemann und Dr. F. X. Mayr.

Diese drei haben entscheidende Impulse für die Entwicklung einer naturgemäßen Medizin gegeben, die auch heute noch nachwirken und sicherlich auch die Zukunft der Medizin wesentlich beeinflussen werden. Natürlich haben sie auch auf den Erfahrungen ihrer Vorgänger aufgebaut und wurden erst durch ihre Schüler der Allgemeinheit bekannt.

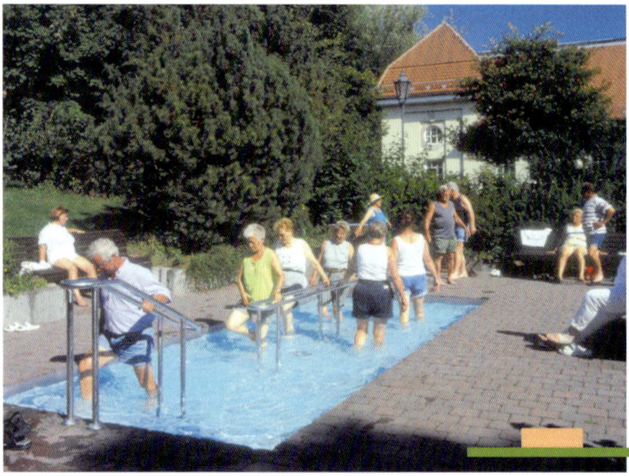

Abb. 7: Bekannt ist Pfarrer Kneipp vor allem durch das Wassertreten.

Pfarrer Sebastian Kneipp zeigte, dass man mit kaltem Wasser heilen kann. Man fördert auf diese Weise die Abhärtung, das Immunsystem, den Kreislauf und die Durchblutung. Mit ganz einfachen Maßnahmen gelingt es, wesentliche Heilimpulse zu setzen und die Selbstheilungskräfte des Körpers zu aktivieren. Auf ihn geht auch das System der „Fünf Säulen der Gesundheit“ zurück, mit dem im Grunde die wesentlichen Eckpunkte einer prophylaktischen Medizin und ein Erhalt der Gesundheit aufgezeigt werden.

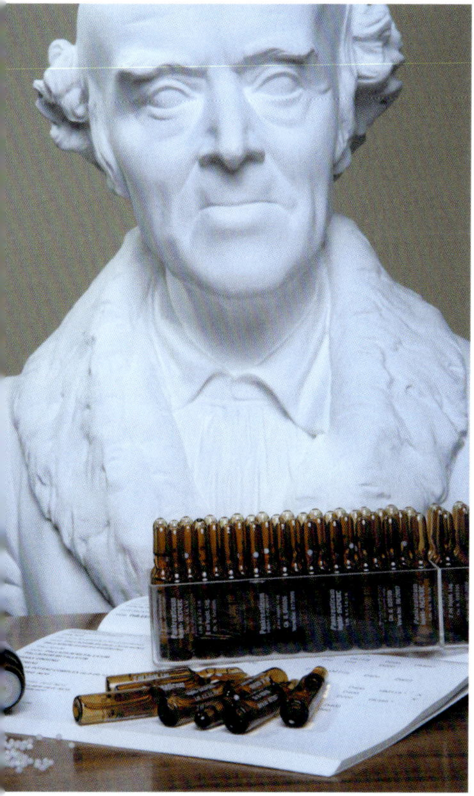

Abb. 8: Samuel Hahnemann erfand die systematische Anwendung der Homöopathie.

Dr. Samuel Hahnemann erfand die systematische Anwendung der Homöopathie aufgrund wissenschaftlicher Naturgesetze, deren Richtigkeit erst jetzt, im Zeitalter der Quantenphysik, bewiesen wurde. Zwar ist die Homöopathie schwer zu erlernen und benötigt Hingabe und sehr viel Fleiß des Schülers. Aber das ist auch bei vielen Künsten ähnlich, z.B. dem Geigenspiel. Denn man will ja kein Anfänger bleiben, sondern möglichst bald ein Meister sein. In der Homöopathie werden mit kleinen Dosen, gelegentlich nur mit Informationen (sog. Hochpotenzen), an entscheidenden Stellen des Organismus sehr feine Reize gesetzt, die dann Reaktionskaskaden auslösen, die im idealen Falle zur Gesundheit führen. In der Theorie klingt das recht einfach, in der Praxis ist es aber schwierig. Ähnliches erleben wir auch gelegentlich in Politik und Wirtschaft, dass ein unbedachtes Wort (Information) große Reaktionen hervorruft (kleiner Anlass, große Wirkung).

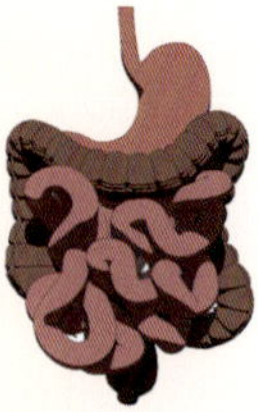

Abb. 9: Dr. Franz Xaver Mayr entdeckte die Bedeutung des Dünndarms für die Entstehung fast aller chronischen Gesundheitsstörungen und Krankheiten.

Dr. Franz Xaver Mayr entdeckte die Bedeutung des Dünndarms für die Entstehung fast aller chronischen Gesundheitsstörungen und Krankheiten. Die Bedeutung seiner Entdeckung kann nicht hoch genug eingeschätzt werden. Erst dadurch wurde klar, wie man mit einfachen, meist völlig kostenfreien Maßnahmen seine Gesundheit erhalten oder wiederherstellen kann. Allein mit langsamem Kauen sowie Disziplin beim Essen und einfacher Kost kann man einen Großteil der Giftstoffaufnahme vermeiden, die dann später zu den chronischen Krankheiten führt (s. auch nächstes Kapitel). Mayr schuf eine medizinische Lehre, mit der jeder Arzt an jedem Ort zu jeder Zeit nur mithilfe seiner fünf Sinne entscheidend zur Verbesserung der Gesundheit eines chronisch kranken Patienten beitragen kann. Da heute in den Hochzivilisationsländern rund 92 Prozent der Patienten an chronischen Krankheiten sterben, ist es leicht ersichtlich, welche Bedeutung Mayrs Erkenntnisse für die Bevölkerung dieser Länder haben könnten.

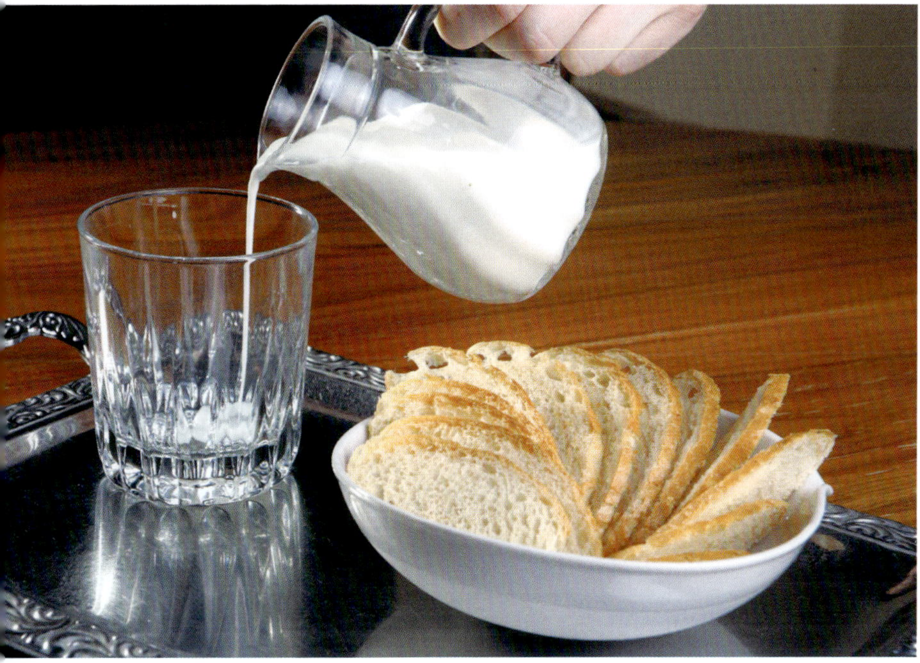

Abb. 10: Die Mayr-Kur eignet sich in idealer Weise zur Entschlackung. Sie sollte allerdings nur unter ärztlicher Aufsicht durchgeführt werden.

Die gesamte Diagnostik und Therapie in der Naturheilkunde ist sehr einfach zu verstehen. Wir suchen geschwächte und überlastete Organe im Körper, versuchen, diese Organe zu stärken und die Überlastungen zu beseitigen. **Die wichtigste Ursache aller chronischen Erkrankungen ist die Einlagerung und mangelhafte Ausscheidung von Gift- und Schlackenstoffen.** Diese entstehen hauptsächlich in uns selbst, werden aber auch von außen zugeführt. Zusätzlich geben alle lebenden Zellen ständig ausscheidungspflichtige Stoffe ab, die auch ständig entsorgt werden müssen.

Der Körper ist also eine Art Mülldeponie, in der ständig Müll entsteht, zwischengelagert wird und möglichst bald beseitigt werden muss. Der Müll entsteht hauptsächlich im Körper selbst (s. nächstes Kapitel), wird aber auch von außen zugeführt (chemische Stoffe, Schwermetalle, Alkohol, Nikotin u.a.). Hauptproduzent des körpereigenen Mülls ist der Dünndarm, in geringerem Maße der Dickdarm. Dazu kommen die Ausscheidungsstoffe aller lebenden Körperzellen, da alle Zellen Lebewesen sind und einen eigenen Stoffwechsel haben. Sie können Nahrungsstoffe aufnehmen, verarbeiten diese im Zellstoffwechsel und müssen alle dabei entstehenden Abfallstoffe ausscheiden.

Die Mülldeponie des Körpers ist das Bindegewebe (s. Kap. 4). Dort wird der gesamte Körpermüll abgelagert, zwischengelagert und im besten Falle vollständig ausgeschieden. Wenn die „Müllentsorgung" zu 100 Prozent klappt, dann bleiben wir gesund und arbeitsfähig und werden 100 Jahre alt. Dazu müssen wir aber unsere „Mülldeponie" pflegen und ständig entlasten. Da wir von diesen ganzen Vorgängen nichts wissen, oft auch nicht darauf hingewiesen werden, tun wir auch nichts zur Entlastung des Bindegewebes. Denn dort liegt der Schlüssel für unsere Gesundheit.

Wenn wir das Bindegewebe entlastet haben, dann stärken wir alle anderen geschwächten Organe, das Herz, die Leber, die Nieren usw. So bauen wir in der Naturheilkunde allmählich die Gesundheit wieder auf. Dies dauert natürlich einige Zeit, einige Wochen, einige Monate, eventuell Jahre. Aber es ist der richtige Weg.

Über allem aber steht das Gesetz, dass Geist und Seele den Körper regieren. Unser Denken und Fühlen lösen körperliche Reaktionen aus, im positiven wie im negativen Sinne. Denken und fühlen wir Gutes und Schönes, dann reagiert auch unser Körper entsprechend und es geht ihm gut dabei. Denken wir aber Schlechtes und haben negative Gefühle wie Angst, Hass, Neid, Eifersucht u.a., dann spüren wir auch in unserem Körper eine negative Wirkung. Unsere eigene geistige Haltung und unsere Gefühle schaffen in unserem Körper die Grundlagen von Gesundheit und Krankheit.

Abb. 11: Mit uns selbst im Gleichklang legen wir den Grundstein für unsere Gesundheit.

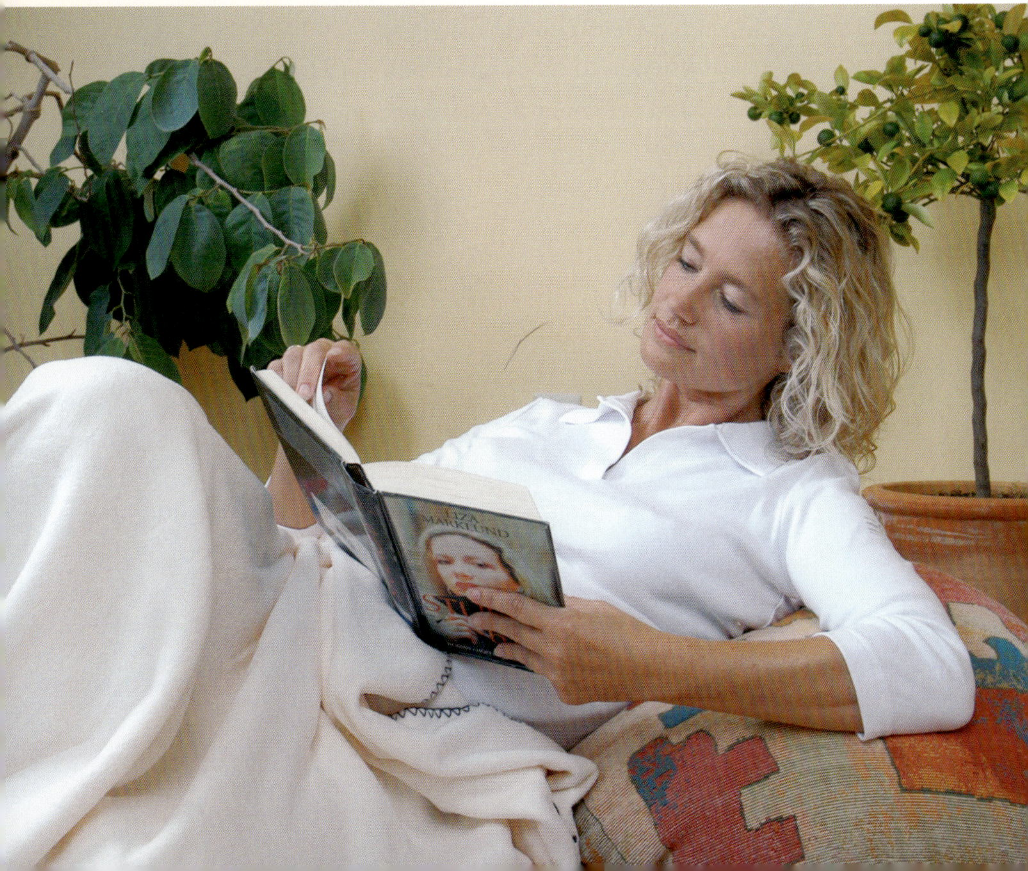

Wir steuern uns selbst!

Mithilfe der Methode der „Kinesiologie“ (z.B. Muskeltest, s. John Diamond: „Der Körper lügt nicht“, VAK Verlag) lassen sich derartige Zusammenhänge innerhalb von Sekunden beweisen. Wir haben damit ein großartiges Instrument an der Hand, mit dem wir schnell, kostenfrei und sicher viele Zusammenhänge zwischen Körper, Geist und Seele aufdecken und häufig sogar die Wirkung unserer geplanten therapeutischen Maßnahmen vorhersagen können.

In der modernen Biologie (B. Lipton: Intelligente Zellen, KOHA-Verlag) hat man nachweisen können, dass unser positives oder negatives Denken und Fühlen den Aufbau des Eiweißes unserer Zellwände beeinflusst. Man hat entdeckt, dass auf dem gleichen Wege innerhalb von Sekundenbruchteilen Gene an- und abgeschaltet werden können, die einen wesentlichen Einfluss auf unseren Körper haben. Also prägen wir auch entscheidend unseren Körper sowie den darin ablaufenden Stoffwechsel mit. Das bedeutet letztendlich, dass wir für unsere Gesundheit allein über unsere eigene Geistes- und Gefühlswelt selbst verantwortlich sind, weil wir den entscheidenden Schlüssel dafür selbst besitzen. Dies muss uns nur klar werden und wir müssen die notwendigen Schritte selbst tun. Alles hängt also von unserer Einstellung und unserem späteren Tun ab. Davon ausgenommen sind allerdings Schädigungen, an denen wir selbst schuldlos sind, z.B. in Kindheit und Jugend, durch Unfälle, Krieg oder Gewalt und Ähnliches.

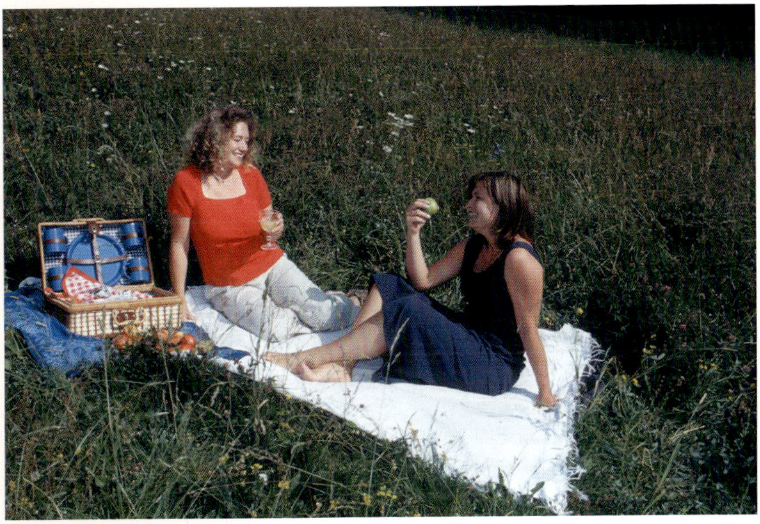

Abb. 12: Für die Gesundheit ist jeder selbst verantwortlich. „Auszeiten" sind dabei sehr wichtig.

Für alle Schäden aber, die sich im Laufe der Jahre „wie von selbst" einstellen, müssen wir aufgrund der oben gezeigten Zusammenhänge die volle Verantwortung übernehmen.

Leider hat die Schulmedizin diese neuen, aber überaus wichtigen Erkenntnisse noch nicht in ihren Diagnose- und Therapieplan aufgenommen. Ihr Schwerpunkt liegt weiter überwiegend auf der Organreparatur ohne Sicht der übergeordneten Zusammenhänge. Deswegen gibt es auch so viele unterschiedliche Fachärzte, die am gleichen Patienten nebeneinanderher arbeiten, ohne dass sie nach einer möglichen gemeinsamen Wurzel der vielen verschiedenen Störungen und Krankheiten suchen.

3.
WOHER KOMMEN DIE GIFTSTOFFE

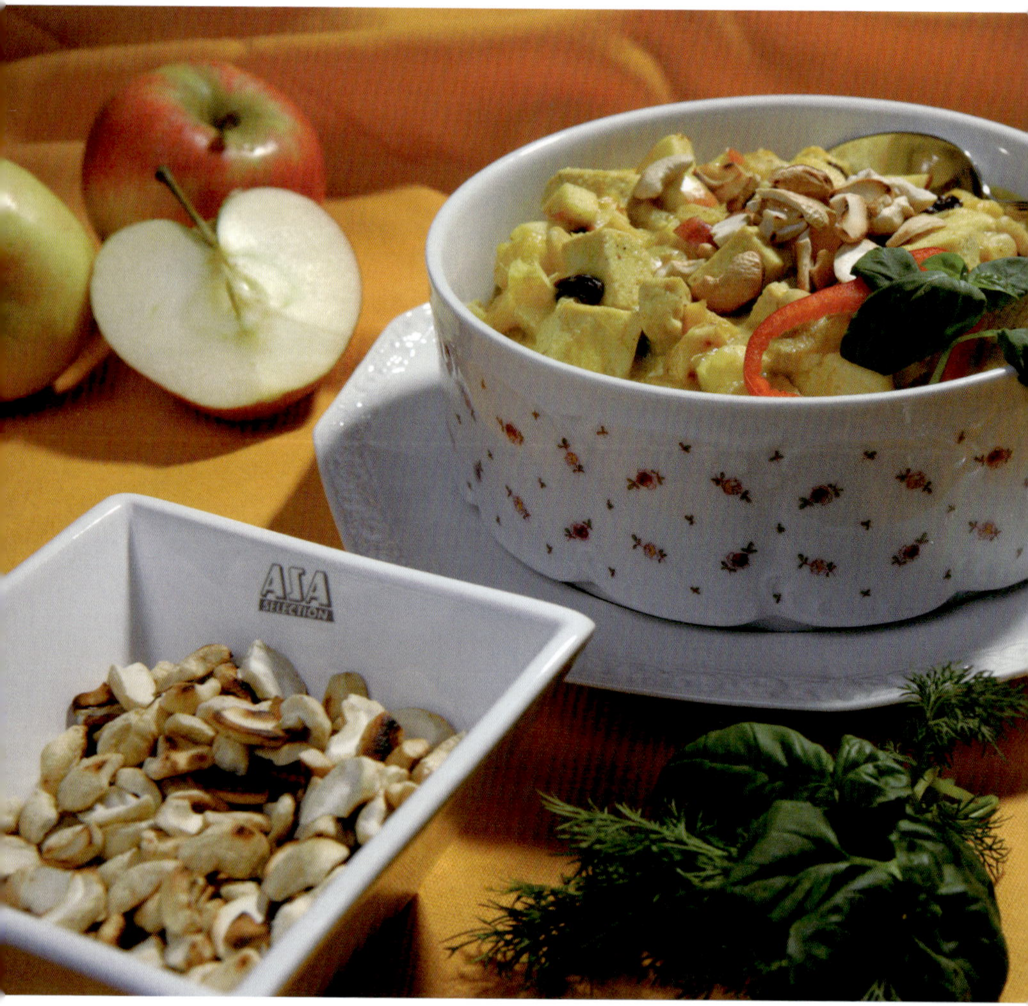

Abb. 14: Eine vollwertige gesunde Kost, möglichst mit Bio-Lebensmitteln, ist eine gute gesundheitliche Grundlage.

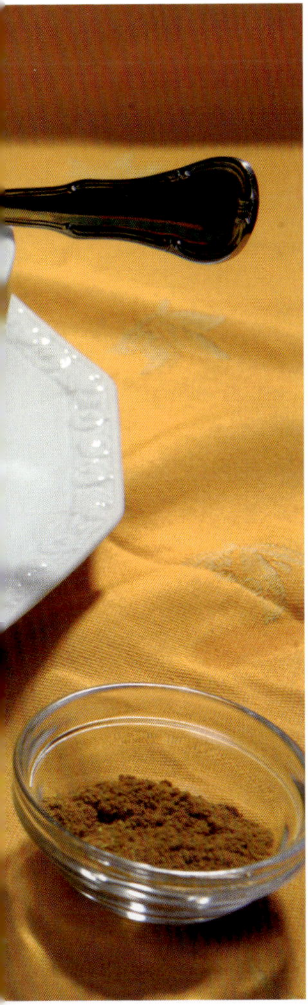

Natürlich denken wir in erster Linie an die Belastungen von außen: Abgase, Chemikalien, Pflanzenschutzstoffe, Schwermetalle, Holzschutzmittel, Nikotin, Alkohol, Drogen, Amalgam in den Zähnen und viele andere. Die wesentlichen Giftstoffe aber entstehen in uns selbst, und zwar im Dünndarm und etwas weniger auch im Dickdarm. Das mag zwar anfangs völlig unglaubwürdig klingen, ist aber leicht zu erklären. Alle Speisen, die wir essen und dann verdauen wollen, müssen den Dünndarm passieren. Dort sollen sie in so passender Form vorliegen, dass sie von der Dünndarmschleimhaut resorbiert werden können. Erst nach der Resorption kann die Nahrung dem Stoffwechsel und damit allen Organen zur Verfügung gestellt werden. In einem gesunden Dünndarm werden alle Nahrungsstoffe durch die Verdauungssäfte chemisch so zerkleinert, dass sie in feinstmolekularer Form vorliegen. Deswegen werden

⇒ Kohlenhydrate nur in Form von Einfach-, Zweifach- oder Mehrfachzuckern

⇒ Eiweiße nur in Form von Aminosäuren und Oligopeptiden

⇒ Fette nur in Form einfacher Fettsäuren und Triglyceride

von der Darmschleimhaut aufgenommen. Kann eine Nahrung chemisch nicht so weit zerkleinert und aufgeschlossen werden, dann ist sie für eine gesunde Dünndarmschleimhaut nicht resorbierbar.

Die Nahrung bleibt dann im Dünndarm liegen und geht teilweise in Zersetzung über. Dies bedeutet, dass

⇒ aus unverdauten Kohlenhydraten Alkohole und Säuren
⇒ aus unverdautem Eiweiß Fäulnisprodukte und Säuren entstehen können.

Die Fette bleiben im Darm neutral. Sie werden nicht zu Giften abgebaut.

Die im Dünndarm entstandenen Alkohole aber enthalten neben dem trinkbaren Äthanol auch die hochgiftigen Alkohole Methanol, Propanol und Butanol, die relativ leicht die Schleimhaut passieren können und dann von der Leber abgefangen werden. Wir kennen alle die schnelle Wirkung von Alkohol. Er geht fast sofort ins Blut über und entfaltet seine Giftwirkung.

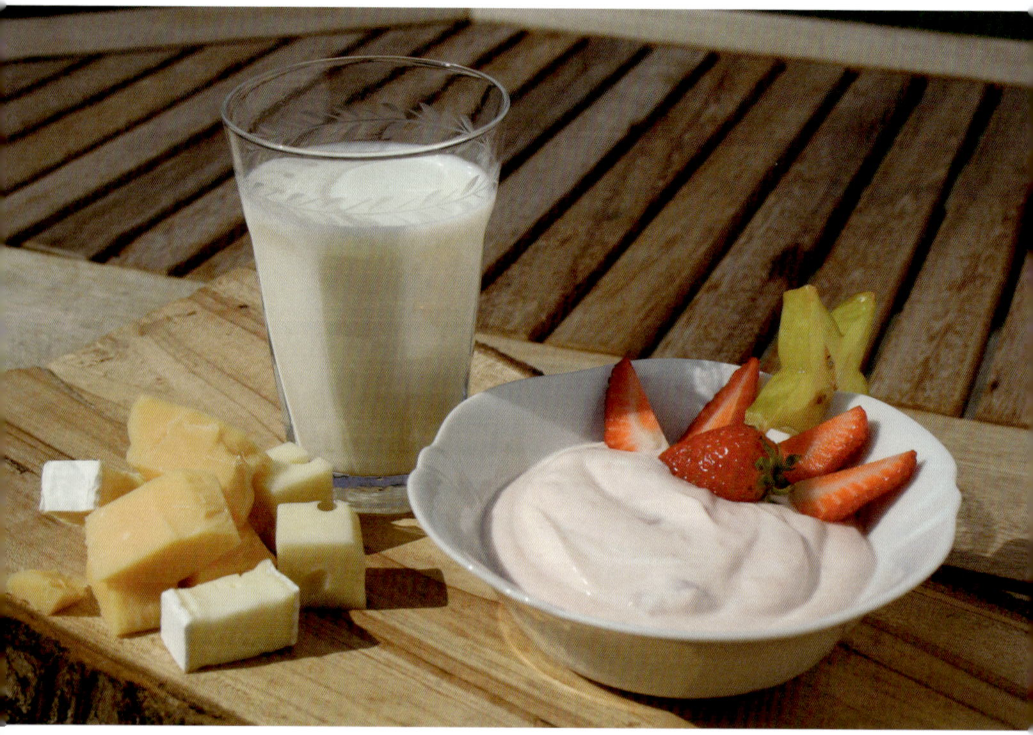

Abb. 13: Die Auswahl der Lebensmittel ist für die Gesundheit sehr wichtig.

Die Eiweiße werden vor allem in den tieferen Darmabschnitten resorbiert. Sind die Eiweißteilchen noch zu groß und deswegen nicht resorptionsfähig, dann treten leicht Fäulnisprodukte mit Bestandteilen wie Putreszin (eiterbildend) und Kadaverin (Leichengift) auf.

Gifte im Darm führen mit der Zeit zu einer Schädigung der Darmschleimhaut. Diese wird dann auch durchlässig für größere Nahrungspartikel, die normalerweise die Schleimhaut nicht passieren können. So entstehen schnell Allergien auf Nahrungsmittel, an denen heute ein Großteil unserer Bevölkerung leidet, obwohl er es oft gar nicht weiß. Denn derartige Allergien können sowohl Hautkrankheiten verursachen, aber auch eine Vielzahl anderer Störungen wie Migräne, viele Schmerzprobleme, Asthma, Bronchitis, Infektanfälligkeit und vieles andere mehr. **Fast jede chronische Krankheit ist heute mit Nahrungsmittelallergien verbunden.** Mit den bisherigen schulmedizinischen Methoden sind diese Allergien kaum zu finden. Deswegen werden sie von vielen Ärzten als Einbildung abgetan. Wenn ein Patient sich aber an die entsprechenden Ernährungsanweisungen hält, die durch naturheilkundliche Diagnoseverfahren gefunden wurden, dann geht es ihm fast immer innerhalb weniger Tage deutlich besser. Die moderne naturheilkundliche Diagnostik ist oft sehr sicher.

Sowohl Kohlenhydrate als auch Eiweiße produzieren Säuren, die im Organismus durch Basen abgefangen werden, weil der gesamte Stoffwechsel nur bei einem eng festgelegten pH-Wert im Säure-Basen-Gleichgewicht optimal funktionieren kann. Werden im Organismus zuviel Säuren produziert – dieser Zustand ist bei der heutigen Lebensweise bei den meisten Menschen gegeben – dann müssen Basen aus den Depots des Körpers zur Neutralisation der Säuren herangezogen werden. So entsteht aus der übermäßigen Säurebildung im Darm eine Basenverarmung im Organismus. Die Folgen sind erheblich.

Osteoporose, die gefürchtete Knochenentkalkung, Sodbrennen, das heute Refluxkrankheit genannt wird, Gelenkarthrosen und wahrscheinlich auch der Krebs hängen mit der Übersäuerung und den dadurch ausgelösten Folgen zusammen.

Damit die genannten Gifte nicht im Darm entstehen können, muss

⇒ erstens die gesamte Nahrung mechanisch bestmöglich zerkleinert, also auch gut gekaut werden

⇒ zweitens mit den Verdauungssäften (Mundspeichel, Magensaft, Bauchspeichel, Darmsäfte) optimal durchmischt werden und

⇒ drittens den Verdauungsorganen auch genügend Zeit für eine regelrechte Aufspaltung der Nahrung gegeben werden.

Dies bedeutet wiederum, dass wir beim Essen viele Grundsätze beachten müssen, die eigentlich selbstverständlich sind und trotzdem häufig missachtet werden. Diese wurden alle von F.X. Mayr vor rund 100 Jahren bereits festgelegt:

⇒ langsam essen und gut kauen („gut gekaut, ist halb verdaut")

⇒ kleine Portionen und nicht so viel durcheinander

⇒ nicht zu spät („morgens wie ein Kaiser ...., abends wie ein Bettelmann")

⇒ nur zwei bis drei Mahlzeiten am Tag und dazwischen große Pausen lassen

⇒ genügend Zeit für eine Mahlzeit einplanen.

Wenn man diese Regeln einhält, dann hat man einer Giftstoffentstehung im eigenen Bauch weitgehend vorgebeugt und einen Riesenschritt im Hinblick auf eine bleibende Gesundheit getan. Denn von einem gesunden Dünndarm sind zusätzlich auch das Immunsystem abhängig, der Säure-Basen-Haushalt und sogar unsere Körperhaltung. Menschen mit einer Fehlhaltung haben fast immer auch ein erhebliches Dünndarmproblem (J. von Rosen: Der Dünndarm – das unbekannte Organ, Reform-Rundschau-Verlag). Es beginnt eigentlich alles mit einer guten Esskultur. Das ist so einfach und wird doch fast immer vernachlässigt. Beim richtigen Essen beginnt die Eigenverantwortung.

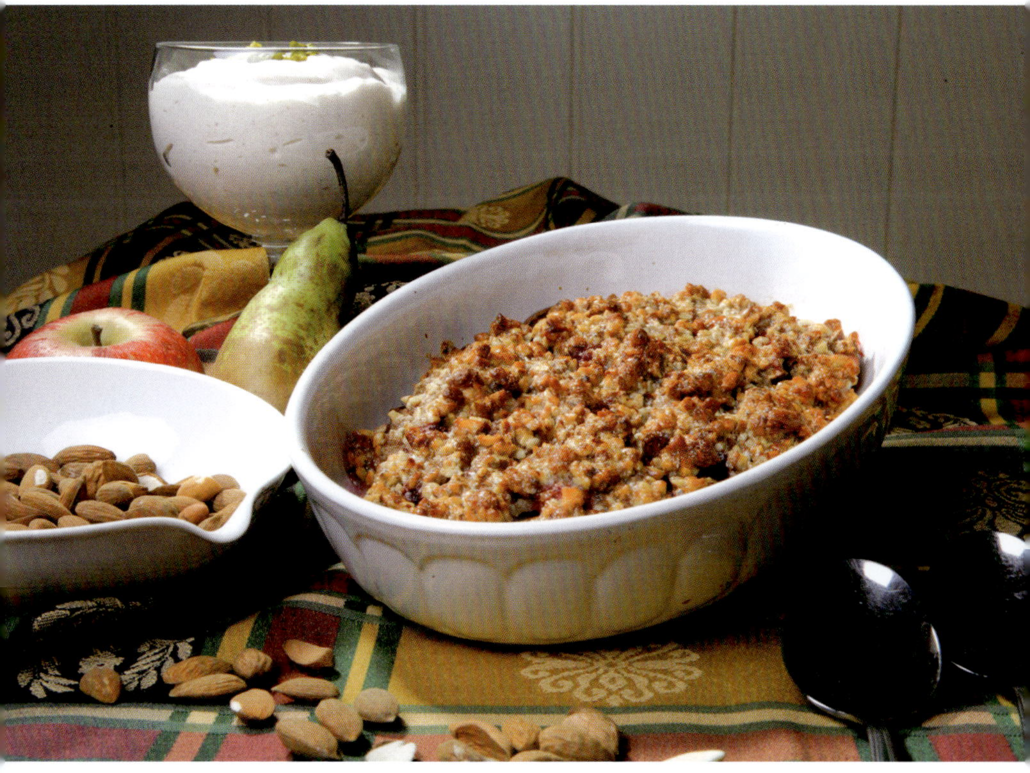

Abb. 15: Gesund schmeckt gut! Probieren Sie es aus!

Abb. 16: Die veränderten Bauchformen hängen immer mit einer Darmstörung zusammen, weil dann im Bauch mehr Raum für den Darm benötigt wird.

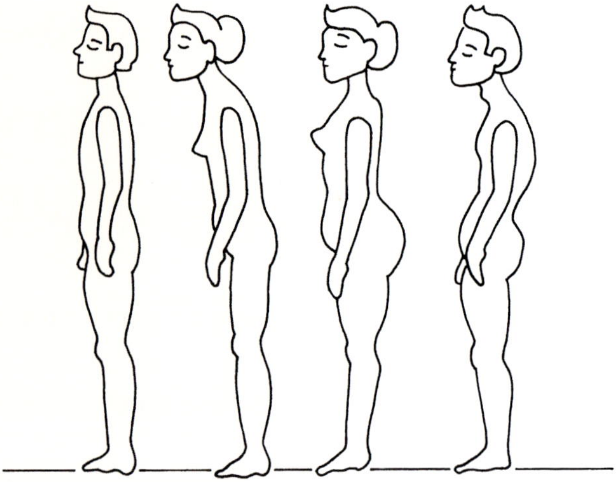

Abb. 17: Das Lymphsystem spielt im Körper eine sehr wichtige Rolle.
Rot: arterielles Blut
Blau: venöses Blut
Gelb: Lymphsystem

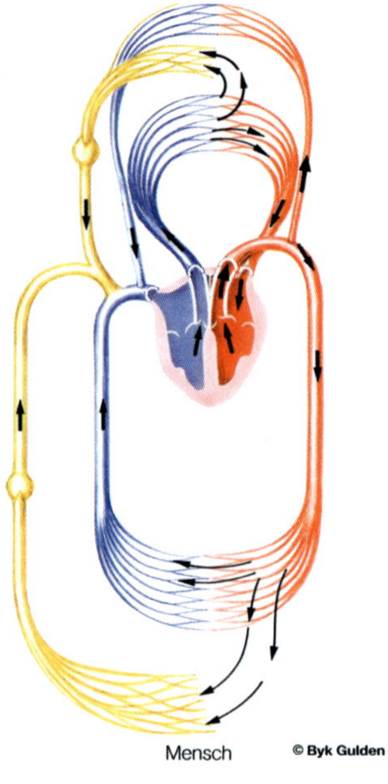

4.

BINDEGEWEBE, LYMPHSYSTEM UND LEBER

Diese Organe und Organsysteme kennen alle Ärzte. Sie wissen aber über ihre Arbeitsweise viel zu wenig und können deswegen ihre Bedeutung auch nicht genügend schätzen.

Über die Leber haben wir alle schon eine ganze Menge gehört. Sie kann in der heutigen Zeit sogar in einer Transplantation ersetzt werden. Dies zeigt, dass die Ärzte von ihrer Funktion bereits eine Menge verstehen. Denn eine Transplantation ist ein großartiger Fortschritt in der Medizin. Allerdings ist eine derartige Operation der letzte Abschnitt einer Krankheitsentwicklung, die meist über Monate, Jahre, evtl. Jahrzehnte vorangeschritten ist, ohne dass die ständige Verschlechterung gestoppt werden konnte. In dieser Zeit der zunehmenden Gefährdung hat die Schulmedizin versagt und dann im letzten Schlusskapitel wieder ihre hervorragenden Fähigkeiten am Endpunkt der Krankheit bewiesen. Denn mit einer transplantierten Leber kann man oft über viele Jahre gut leben.

Viel interessanter für die Zeit der Vorgeschichte einer solchen Lebererkrankung sind das Bindegewebe und das Lymphsystem, die sehr eng zusammengehören und deshalb weitgehend gemeinsam beschrieben werden sollen. **Das Bindegewebe ist das Organsystem, das im Körper alles zusammenhält, miteinander verbindet.** Ohne dieses Gewebe wären wir ein loser Zellhaufen, ähnlich einem Sandhaufen.

Die Zellen eines Organs liegen nicht Wand an Wand aneinander wie Reihenhäuser, sondern sie sind durch eine dünne Schicht von Bindegewebe voneinander getrennt. Das hat natürlich seine Bedeutung.

Diese gleichen Zellen werden aber interessanterweise auch über das Bindegewebe ernährt. Das Blut führt Sauerstoff und andere Nahrungsstoffe in die Nähe der Organzellen, gibt sie dort an das Bindegewebe ab und fließt an Sauerstoff verarmt als dunkles Venenblut zurück zu Herz und Lunge, wo es wieder mit Sauerstoff und später bei der Passage der Leber mit Nahrungsstoffen aufgeladen wird.

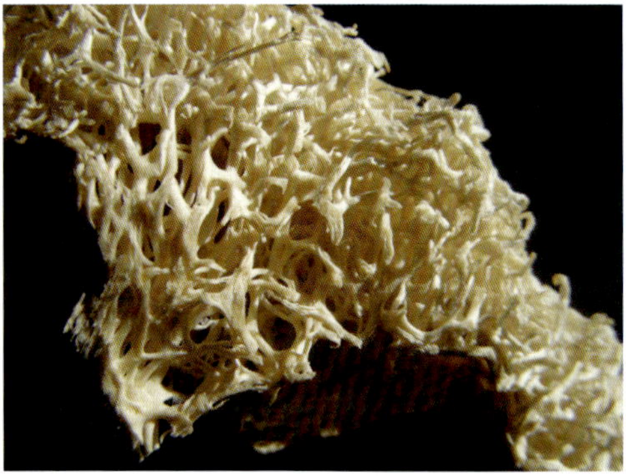

Abb. 18: Das Bindegewebe ähnelt der Funktionsweise eines Schwammes.

Das gesamte Blut durchströmt nämlich unseren Körper in etwa 70 bis 90 Sekunden, d.h. täglich rund 1.000 Mal. Es ist schon eine Wahnsinnsleistung, die sich täglich in unserem Körper abspielt.

Wenn nun das Blut Giftstoffe transportiert, wie sie bei unserer derzeitigen Lebensweise oft in großer Zahl produziert werden, dann gelangen diese Stoffe natürlich auch in das Bindegewebe. Dort werden „die guten von den schlechten" Stoffen getrennt. Die guten dürfen durch das Bindegewebe hindurch die Organzellen versorgen, die schlechten bleiben im Bindegewebe wie in einem Filtersystem hängen. Es ist ähnlich wie bei einem Schwamm: das Wasser kann durch den Schwamm hindurchfließen, der Sand bleibt hängen. Diese Zusatzaufgabe des Bindegewebes ist den Ärzten weitgehend unbekannt, sehr zum Nachteil ihrer Patienten. Denn sie erkennen nicht, **dass das Bindegewebe ständig schlechte Stoffe (also häufig Giftstoffe) aus dem Blut abfängt und damit deren Weiterleitung zu den Organzellen verhindert.**

Natürlich wird durch diesen Zwang zur Reinigung des Blutes das Bindegewebe mit der Zeit belastet und irgendwann auch überlastet. Denn das Bindegewebe hat noch eine weitere Aufgabe, die ausgesprochen wichtig ist. Es übernimmt aus den Organzellen deren Abfallprodukte, die von den Zellen in ihrem eigenen Zellstoffwechsel produziert und ausgeschieden werden.

Jede Zelle ist nämlich auch ein eigenes Lebewesen, das Stoffe aufnimmt, verarbeitet und den unbrauchbaren Rest ausscheidet. Sonst würde sie an ihrem selbst produzierten „Mist“ ersticken. Auch unser Gesamtorganismus hat seine Ausscheidung über Haut, Lunge, Leber, Darm und Niere.

Wenn diese Ausscheidung nicht funktioniert, dann ersticken wir auch und werden „sterbenskrank“.

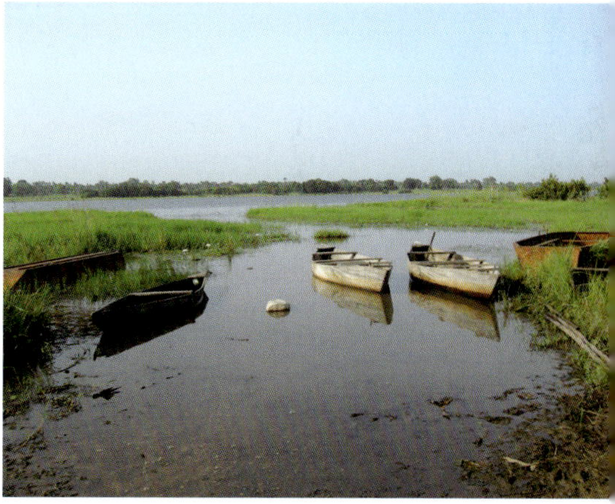

Abb. 19: Das Lymphsystem im menschlichen Körper ähnelt einem verzweigtem Kanalsystem im Sumpfgebiet.

Das Bindegewebe hat also verschiedene Aufgaben:

⇒ Es verbindet alle Zellen untereinander, auf diese Weise auch alle Organe und hält so den gesamten Körper zusammen.
⇒ Es transportiert Sauerstoff und Nahrungsstoffe von den Blutgefäßen, besonders den Kapillaren (Haargefäße), zu den Organzellen.
⇒ Es trennt gute von schlechten Stoffen, lässt die guten Stoffe zu den Organzellen wandern und hält die schlechten Stoffe (meist Giftstoffe) wie ein Schwamm zurück.
⇒ Es nimmt die Abfallstoffe der Organzellen auf und leitet sie dem Lymphsystem zu (s. später).

Wenn nun viele belastende Stoffe zugeführt werden, wie es bei unserer gegenwärtigen Lebensweise üblich ist, dann wird mit der Zeit unser Bindegewebe überlastet. Es setzt sich mit diesen Stoffen zu, es „verschlackt", wie es in der Umgangssprache heißt. **Der Begriff der „Verschlackung" im menschlichen Körper wird von den meisten Ärzten total abgelehnt.** Dabei ist dieser Zustand durch die Arbeiten von Prof. A. Pischinger (Das System der Grundregulation, Haug-Verlag) und Prof. H. Heine (Lehrbuch der biologischen Medizin, Hippokrates-Verlag) bereits seit Jahrzehnten einwandfrei bewiesen.

Nur werden diese Erkenntnisse leider nicht akzeptiert, weil sie anscheinend nicht in das derzeitige Weltbild der Ärzte passen. Sonst würde die Therapie bei den meisten Krankheiten vermutlich anders aussehen. Denn das Bindegewebe nimmt nicht nur Giftstoffe aus dem Darm auf, sondern speichert auch Reste von Medikamenten und anderen von außen zugeführten Stoffen, wenn sie nicht durch unsere Ausscheidungsorgane rechtzeitig wieder eliminiert werden konnten.

Wir können an diesen Aufgaben die Bedeutung des Bindegewebes erkennen, die leider viel zu wenig bekannt ist und deswegen auch nicht geschätzt wird. In unserem Land haben wir sauberes Wasser, wir haben eine funktionierende Kanalisation, die Müllabfuhr klappt und unser Verkehrssystem arbeitet weitgehend störungsfrei. Wir wissen eigentlich gar nicht, wie gut wir es haben.

Die gleichen Aufgaben übernimmt in unserem Körper das Bindegewebe, das nur noch viel feiner arbeitet als alle unsere Infrastruktursysteme. Und das ständig, jede Sekunde, 24 Stunden am Tag, ohne Pause. Wir wissen nicht viel davon, die Ärzte wissen auch wenig davon, und deswegen halten wir unsere Gesundheit für selbstverständlich. Bis wir eines Tages merken, dass wir krank geworden sind. Dann ist der Jammer groß, dann suchen wir einen Schuldigen: den Stress, die bösen Viren, mangelhafte Finanzen usw.

Wir suchen selten den Fehler bei uns selbst, denn wir wissen nicht, dass wir fast immer unseren Körper, besonders das Bindegewebe, überfordert haben.

Mit einer Krankheit sollen wir zu einer Pause und zum Nachdenken gezwungen werden. Es ist eine Chance für uns, nach dem richtigen Fehler zu suchen. Wenn der Motor unseres Autos streikt, dann versuchen wir auch, den oder die Hauptfehler zu finden. Solange das nicht gelingt, wird unser Auto auch nicht die richtige Leistung zeigen. Bei unserem Körper geben wir uns allerdings bald mit einer geringeren Leistung zufrieden: Wir haben ja die Gene, das Alter, unsere schwachen Nerven als ausreichende, zufriedenstellende Erklärung. So rutschen wir allmählich in eine chronische Erkrankung, die uns meist das ganze Leben begleitet und oft von Jahr zu Jahr etwas schlechter wird, weil wir an den Grundursachen nichts geändert haben. Dabei ist es immer möglich, das „Rad“ dieser Entwicklung anzuhalten und meistens auch ein erhebliches Stück zurückzudrehen. Auf diese Weise können wir uns jederzeit ein gutes Stück ehemaliger Gesundheit zurückgewinnen.

Eng mit dem Bindegewebe ist das Lymphsystem verbunden. Auch dieses Organsystem fristet ein „Stiefmütterchen"-Dasein in unserer Medizin. Den Ärzten ist nur wenig darüber bekannt.

Dabei macht das Lymphsystem ca. 22 Prozent unseres Körpergewichts aus, eine gewaltige Menge. Dagegen machen Blut und Blutgefäße nur ca. 8 Prozent des Körpergewichtes aus. Über diesen Bereich wissen die Ärzte meist sehr viel. Aber natürlich haben die 22 Prozent Lymphsystem auch ihre wesentliche Bedeutung. Denn sonst wären sie im Laufe der Evolution längst eliminiert worden.

Das Bindegewebe gibt die Abfallstoffe an die Lymphflüssigkeit ab. Wie in einem großen Sumpfgebiet mit vielen kleinen Abwasserkanälen beginnen die Lymphgefäße direkt in Verbindung mit dem Bindegewebe. Alles, was in einer Flüssigkeit gelöst werden kann, wird auf diese Weise weggeschwemmt. So verlassen die meisten Abfallstoffe das Bindegewebe, werden von der Lymphflüssigkeit aufgenommen, dem Blut zugeführt und später vor allem in der Leber entsorgt (J. von Rosen: Über das Lymphsystem, Verlag Reform-Rundschau). Von dieser Arbeit merken wir gar nichts, denn es funktioniert im Allgemeinen reibungslos.

Erst wenn ca. 70 Prozent unserer Körperfunktionen behindert oder eingeschränkt sind, dann spüren wir deutlich die Minderung unserer Vitalität bzw. erleben einen „großen Knall" wie z.B. einen Herzinfarkt. So lange arbeitet unser Körper unter eingeschränkten Bedingungen ohne großen Widerstand mit.

Die kleinen Zeichen wie Schmerzen, zunehmende Müdigkeit, eine belegte Zunge, Stimmungsschwankungen u.a. haben wir die ganze Zeit ohne Nachdenken oder gar Gewissensbisse übersehen. Es lief ja immer einigermaßen normal. Warum sollten wir also innehalten und etwas ändern wollen?

Störungen durch Toxinstau

Viele unklare Störungen in unserem Organismus hängen mit einem Toxinstau zusammen. Die Giftstoffe konnten nicht schnell genug entsorgt werden. Kopfschmerzen, Übelkeit, Kreislaufstörungen, schlechte Laune sind häufig auf diese Weise zu erklären. Aber auch Rückenschmerzen, Hüft- und Knieprobleme hängen sehr häufig (nach meinen Erfahrungen zu über 80 Prozent) mit einem Lymph- und Toxinstau im Bauch, besonders im Dünndarm, zusammen. Um eine grundsätzliche Besserung herbeizuführen, müssen wir natürlich darauf achten, die Toxinbildung zu reduzieren. Tabletten sind nur eine unzureichende Notmaßnahme, fachärztliche, z.B. orthopädische Behandlungen vermindern die Beschwerden oft nur geringfügig. **Wenn die Lymphe mit der Zeit immer mehr mit Abfallstoffen belastet wird, wenn die Ausscheidung nicht mehr 100prozentig funktioniert, dann wird auch das Bindegewebe durch Rückstau immer mehr belastet**. Im Bindegewebe lagern aber die elastischen Fasern, die unseren ganzen Körper – u.a. auch

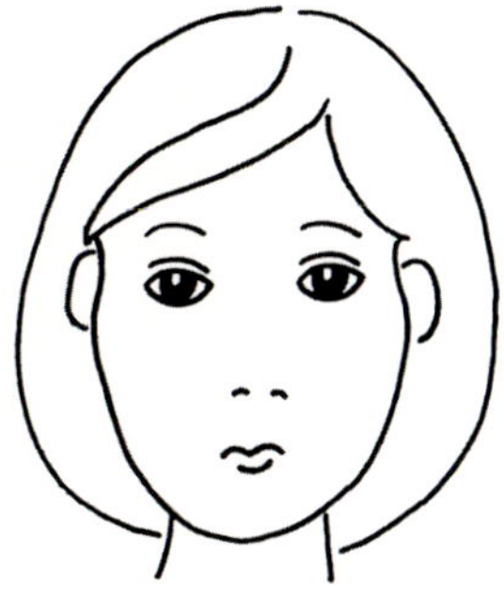

Gesundes Gesicht

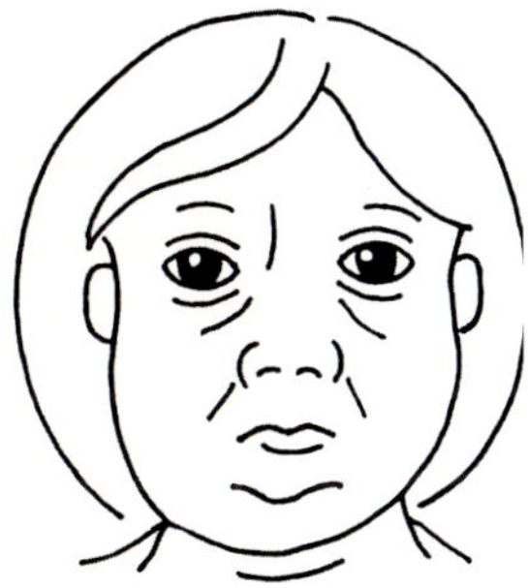

Aufgeschwemmtes Gesicht

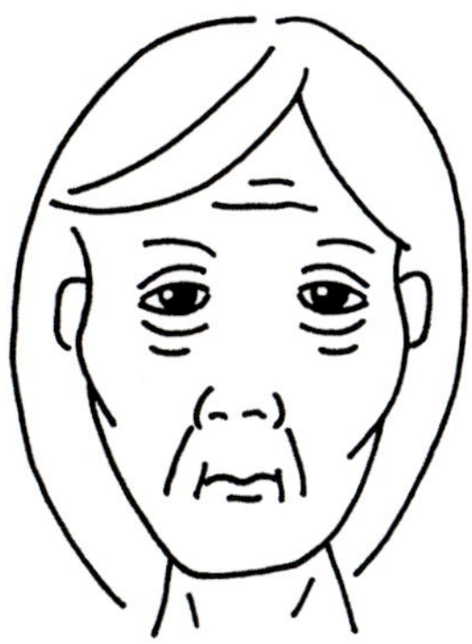

Faltiges Gesicht

Abb. 20: Die Gesichtsform verrät häufig unsere Lebensweise.

die Haut – elastisch halten. An der Haut merken wir den Verlust der Elastizität nur am deutlichsten.

Im übrigen Körper verhält es sich aber genauso. Wir sehen plötzlich Falten im Gesicht und denken, das liege an unserem Alter. Es liegt aber an dem Verlust der Elastizität unseres Bindegewebes, der natürlich mit zunehmendem Alter und zunehmender Abfallstoffbelastung auch zunimmt. Die Haut an Gesicht und Händen, die viel der Sonne und dem Wind ausgesetzt sind, reagiert noch schneller, so dass dort Falten noch eher sichtbar werden. Wir wissen inzwischen, dass auch unsere Seele auf den Körper einwirkt (s. Kap. 2).

So zeigen sich seelische Belastungen z.B. im Gesicht, weil die Seele auf bestimmte Körperorgane besonders stark eingewirkt hat. Die Sprichwörter: „Dem ist eine Laus über die Leber gelaufen“ oder „Mir schlägt alles auf den Magen“ sowie viele andere weisen uns eindeutig darauf hin.

Menschen, die aufgrund ihrer angeborenen Veranlagung (Konstitution) zum Fettansatz und damit zum Dickwerden neigen, können eine lange Zeit in das Bindegewebe Wasser einlagern, dass dadurch auch die elastischen Fasern etwas schützt. Denn damit sollen Giftstoffe verdünnt und so weniger schädlich werden. Dort ist der Vorgang der Hautalterung nicht so schnell zu beobachten, obwohl er letztlich genauso vorhanden ist. Diese Menschen tragen oft einige Liter Wasser mit sich herum, das sie erst ausscheiden können, wenn der Körper richtig entgiftet, z.B. in einer Fastenkur. Genauso schnell lagern sie dieses Wasser allerdings auch wieder ein, wenn sie nicht grundlegend ihre Lebens-, besonders ihre Ernährungsweise nach einer solchen Kur ändern.

Die gesamte Lymphe aus dem Bindegewebe wird in großen Lymphgefäßen gesammelt und dem Blut zugeführt. Über das Blut erreicht die Lymphe auch die Leber und die Nieren, wo ein entscheidender Reinigungs- und Entgiftungsvorgang stattfindet, besonders in der Leber.

Die Leber soll etwa 40-mal so viel entgiften wie die Nieren. Deswegen ist sie auch so groß und nach den Lungen und dem Gehirn das größte Kompaktorgan des menschlichen Körpers.

Aus dem Darm werden die Nahrungsstoffe der Leber ohne Zwischenschaltung des Blutes direkt über das Darmlymphsystem zugeführt. Dort müssen sie verarbeitet und umgebaut werden, damit sie als umgewandelte Nährstoffe im übrigem Körper von den Organzellen aufgenommen und im zelleigenen Stoffwechsel optimal eingesetzt werden können, z.B. zur Energiegewinnung.

Natürlich werden auf diese Weise auch Giftstoffe aus dem Darm wie Alkohole und Fäulnisprodukte (s. Kap. 3) aufgenommen und müssen von der Leber möglichst rasch entgiftet werden, damit sie keinen Schaden anrichten. Bekanntlich funktioniert so etwas bei genügend Alkoholkonsum oder einer Fischvergiftung oft nur sehr unvollkommen. Aber auch wenn wir uns morgens beim Aufwachen nicht ganz wohl fühlen, war die Leber in der Nacht mit dem ganzen „Stoffwechselmüll" noch nicht richtig fertig geworden. Es kreisen noch Restgiftstoffe im Blut, die auf unseren Kreislauf und auf unser Denken einwirken. Eine Tasse Kaffee hilft uns dann oft ein wenig, ändert aber nichts an den grundsätzlichen Störungen und der Überlastung der Leber.

Die Leber reguliert unseren Cholesterin-Spiegel

Die Leber produziert täglich eine große Menge an Gallenflüssigkeit, die der Fettverdauung dient. Sie enthält große Mengen an Cholesterin. Auf diese Weise wird der Cholesterinspiegel auf normalem Niveau gehalten. Wenn dieser Spiegel erhöht ist, muss man die Leber in ihrer Arbeit unterstützen. Die alleinige Senkung des Cholesterinspiegels durch entsprechende Medikamente ist der falsche Ansatz und führt zusätzlich zur Stoffwechselbelastung durch Nebenwirkungen dieser Medikamente. Über die Gallenflüssigkeit werden aber auch viele Giftstoffe in weitgehend unschädlicher Form ausgeschieden. Der tägliche Gallensäureabfluss entlastet unseren Körper von großen Mengen dieser unverträglichen Stoffe. Wir müssen also froh sein, wenn unsere Leber 100-prozentig funktioniert, weil wir auf diese Weise auch eine entsprechende Giftstoffausscheidung erhalten. Wenn aber die Leber mit der Zeit durch unsere etwas ungesunde Lebensweise zunehmend belastet und dann auch geschwächt wird, dann leidet die Produktion der Gallenflüssigkeit darunter, die Galle wird dickflüssiger und kann nicht mehr störungsfrei abfließen. Mit der Zeit bleiben Teile davon in der Leber liegen, verstopfen die Abflusskanäle und vermindern die Lebertätigkeit. Wir merken das höchstens daran, dass wir manches Essen nicht mehr so gut vertragen wie früher, z.B. fette Speisen, und dass wir nicht mehr ganz so leistungsfähig sind, also eher müde werden.

Da uns nichts weh tut, achten wir nicht weiter darauf und machen genauso weiter wie bisher. Wir haben die feinen Hinweise unseres Körpers überhört. So können diese Verstopfungsvorgänge in der Leber über Jahre weitergehen, ohne dass wir irgendetwas davon merken. Nur unser allgemeines Wohlbefinden lässt allmählich nach, was wir aber oft mit dem Alter in Zusammenhang bringen (s.o). Dabei können wir uns durch eine einfache Leberreinigung schnell von einer Vielzahl dieser angestauten Gallenreste befreien (A. Moritz: Die wundersame Leber- und Gallenblasen-Reinigung, Voxverlag).

Die meisten Patienten nehmen schulmedizinische Medikamente

Bei Ärzten finden wir mit unseren Beschwerden meist wenig Hilfe, weil sie diese Zusammenhänge nicht kennen, bei den Labor- oder Ultraschalluntersuchungen nichts entdecken und somit unsere diesbezüglichen Klagen oft als Bagatelle abtun, die nach ihrer Meinung mit unserem „schwachen Nervensystem“ zusammenhängen. Unsere Beschwerden bleiben aber bestehen. Wir selbst wissen, dass sie normalerweise nicht seelischen Ursprungs sind, und geben uns entweder mit diesem Zustand zufrieden oder suchen alternative Hilfe.

Nach vielen Jahren Schädigung des Dünndarms, des Bindegewebes, des Lymphsystems und dann auch der Leber gehen einige der betroffenen Patienten zum Naturheilarzt oder zum Heilpraktiker. Der überwiegende Teil der Patienten nimmt irgendwelche schulmedizinischen Medikamente, die er vermutlich einigermaßen vertragen wird, die vor allem aber fast nichts kosten, da sie von den Krankenkassen bezahlt werden. Dass die Einnahme der Medikamente durch ihre Nebenwirkungen (s. Beipackzettel) zu Belastungen unserer Körperorgane führen kann, wird gelassen in Kauf genommen. Für die meisten Menschen ist es das Wichtigste, dass sie mit möglichst wenig eigenen Kosten eine Linderung von Beschwerden erreichen, auch wenn es nur das Absinken von Cholesterin-, Zucker- oder Blutdruckwerten ist. Patienten sind arztgläubig, weil es uns auch so wunderbar bequem gemacht wird.

Die wenigen Patienten, die eine alternative Richtung einschlagen, müssen viele Eigenleistungen erbringen. Erstens müssen sie fast alles selbst bezahlen, wenn sie nicht eine großzügige Privatversicherung abgeschlossen haben. Zweitens müssen sie ihre Ernährung und ihre Lebensweise so umstellen, dass sie möglichst keine neuen Giftstoffe im Darm mehr produzieren. Sie müssen z.B. langsam essen, was zwar nichts kostet, aber ungemein schwer plötzlich umzusetzen ist. Drittens müssen sie die Giftstoffzufuhr von außen reduzieren. Nikotin und Alkohol, viele Nahrungsmittelzusatzstoffe und andere belastende Produkte müssen weitgehend reduziert oder am besten völlig weggelassen werden.

In einer naturheilkundlichen Behandlung werden einige ungewohnte

Untersuchungen durchgeführt, damit sich der Therapeut über den Gesamtgesundheitszustand, den Verschlackungsgrad, die Fähigkeit zur Ausscheidung von Belastungsstoffen und vieles andere orientieren kann. Ein Allergietest wird fast immer durchgeführt, der ganz aufregende Erkenntnisse bringt, da besonders unsere Lieblingsnahrungsmittel plötzlich Allergien hervorrufen sollen. Dabei haben wir von Allergien bisher vermutlich überhaupt nichts bemerkt. Dazu kommen oft Untersuchungen mit neuartigen elektrischen Apparaturen, eine Augendiagnostik und anderes mehr. Jeder Therapeut hat sein eigenes Untersuchungsschema.

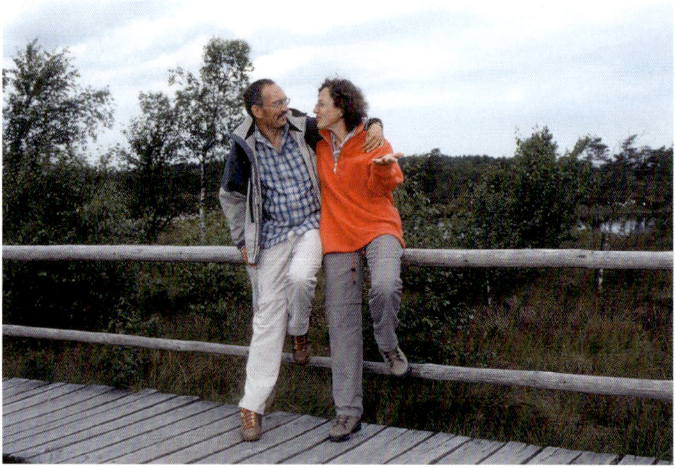

Abb. 21: Auch viel Bewegung in der Natur ist wichtig für eine gute Gesundheit.

Der Patient muss leider seinem Therapeuten blind vertrauen, weil er gar nichts beurteilen kann, von vielen Begriffen erstmalig hört und nun versuchen soll, alle Empfehlungen möglichst exakt umzusetzen, auch wenn er oft den Grund dieser Empfehlungen gar nicht richtig verstanden hat. Das alles ist ganz schön schwierig. Daneben soll uns der Therapeut natürlich alles möglichst gründlich erklären, damit wir auch die ganzen Zusammenhänge verstehen. Der hat dazu aber meist nicht die Zeit. Denn er muss im Allgemeinen viel arbeiten. Je besser er ist, desto mehr hat er zu tun. Patient und Therapeut stecken also in einem Zeit- und Erklärungs-Dilemma, das manchmal schwer zu lösen ist.

Der Patient, der konsequent seine vorgeschlagene Therapie durchzieht, spürt oft bereits nach wenigen Tagen eine Besserung. Er schöpft Vertrauen zu seinem Therapeuten, auch wenn er nicht alles versteht, was angeordnet wurde. Natürlich schaut er auch nach den Kosten und fragt sich, ob alles notwendig ist. Idealerweise aber akzeptiert er die Kosten und denkt nur darüber nach, möglichst schnell gesünder und leistungsfähiger zu werden. Denn dann sinken auch die Kosten oft ganz schnell. So sind beide Seiten zufrieden – der Arzt freut sich über einen therapeutischen Erfolg, der Patient über seine bessere Gesundheit. Gute Arbeit hat auch bei naturheilkundlichen Ärzten ihren Preis. Später mehr zu diesem wichtigen Thema.

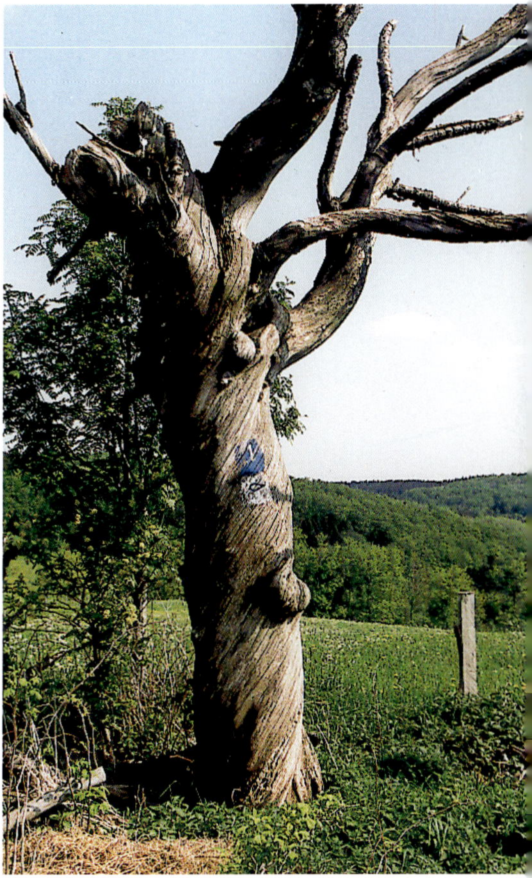

Abb. 22: Der Drehwuchs dieses Baumes zeigt deutlich geopathische Störungen auf.

5. DER SCHLAFPLATZ

Auch in diesem Kapitel muss ich viel klagen. Das Problem mit einem gesunden Schlafplatz wird nur von wenigen Ärzten ernst genommen, dafür von sehr vielen vehement abgelehnt. Dabei ist dieses Problem schon seit Jahrtausenden bekannt, z.B. im alten China, bei den Römern, bei den Kelten und bei den Germanen. Die großen christlichen Dome sind nach sog. geomantischen Beziehungen unter Berücksichtigung unterirdischer Wasserläufe gebaut (z.B. Chartres). Auch bei den Pyramiden soll ein derartiges Wissen in den Bau eingeflossen sein. Der Neigungswinkel der Cheopspyramide ist 51°, 51´, 14´´. Das Hauptheiligtum der Germanen, die Externsteine, liegt auf 51°, 51´, 14´´. Alles Zufall? Allein die exakt gleichen Zahlen sprechen schon für uraltes Wissen über die Wirkung von Erdzonen auf den Menschen. Aber nur wenige Menschen glauben daran und noch weniger wissen davon.

Nach den bisherigen Untersuchungen hängen Schlafplatzprobleme im Wesentlichen mit zwei Ursachen zusammen:

⇒ der sog. Geopathie, meist in Form unterirdischen Wassers, der sog. Wasserader

⇒ der elektrischen Belastung, dem sog. Elektrosmog, z.B. durch Handys, Sender, Telefonverstärker, Mikrowellen u.v.a.

Für elektrische Belastungen gibt es inzwischen eine große Zahl gut funktionierender Messmethoden, die man in entsprechenden Kursen auch relativ schnell lernen kann. Auf diese Weise lassen sich Belastungen durch Hoch- und Niedrigfrequenzen, Gleichströme, Wechselströme u.a. schnell nachweisen.

Ein gesunder Schlafplatz ist wie eine Lebensversicherung

Viel schwieriger ist es mit dem Auffinden und der Beurteilung einer geopathischen Störung. Hier ist das Fingerspitzengefühl des Untersuchers, seine sog. „Rutenfühligkeit", viel wichtiger als irgendwelche technischen Geräte. Das Fingerspitzengefühl ist aber schwer zu lernen. Entweder man hat es oder man hat es nicht.

Viele der mir bekannten Untersucher, die sich selbst als große Könner ausgeben, haben es leider nicht oder nur in sehr beschränktem Maße. Weil sie trotzdem an sich selbst glauben, sind ihre Untersuchungen oft fehlerhaft und führen zu einer falschen Sicherheit der Patienten. So finden wir immer wieder Patienten mit chronischen Krankheiten, die trotz ein- oder mehrmaliger Untersuchungen auf geopathische Störungen einen belasteten Schlafplatz haben, auf dem sie nicht gesund werden können. Werden sie dann nach einer weiteren, dieses Mal einwandfreien Untersuchung auf einen neuen Schlafplatz gelegt, dann geht es ihnen oft nach wenigen Tagen schon deutlich besser.

Ein gesunder Schlafplatz ist wie eine Lebensversicherung. Er gibt uns eine große Sicherheit, dass wir gesund bleiben können. Umgekehrt führt ein gestörter Schlafplatz mit absoluter Sicherheit zu einer chronischen Erkrankung. Nur ist der Zeitraum bis zum Ausbruch einer solchen Erkrankung unterschiedlich lang. Bei sensiblen Personen dauert es nur wenige Monate, bis sie unerklärbare Störungen bemerken. Robuste Menschen können oft viele Jahre auf einem solchen Platz zubringen, ohne dass sie irgendwelche Beschwerden spüren. Trotzdem holen sie sich auch in dieser Zeit eine ganze Menge an Problemen, die ihnen nur noch nicht bewusst geworden sind.

Bei einer geopathischen Störung, meist einer „Wasserader", liegt in der Tiefe der Erde ein strömender Wasserlauf vor. Dieser hat meist eine Breite bis zu 80 cm, selten mehr. Durch die Strömung entstehen nach heutiger Auffassung an den Rändern des Wassers elektromagnetische Schwingungen, die als feinstoffliche Ströme das Erdreich und die darüber liegenden Hauswände durchdringen, so dass sie auch in höheren Stockwerken noch wirksam sind. Auch Radiowellen durchdringen Hauswände. Da unsere Zellen im gesunden Zustand eine genau festgelegte elektrische Ladung haben, werden sie durch eine darüber liegende zusätzliche elektrische Belastung gestört. Die Zellen in einer solchen Störzone können sich in der Nacht nicht richtig erholen und werden auf Dauer krank. Tagsüber sind wir häufig in Bewegung und weichen einer Dauerbelastung viel eher aus. Allerdings kann uns auch am Arbeitsplatz eine geopathische Störzone diverse Probleme bereiten, vor allem, wenn wir ständig auf dem gleichen Platz sitzen.

Wasseradern sind durch die bisher bekannten Maßnahmen nicht abschirmbar, so dass vermutlich alle Abschirmmaßnahmen weitgehend oder völlig unwirksam sind. Trotzdem werden Unmengen solcher Abschirmgeräte verkauft.

Das ist ja auch sehr verlockend. Denn der Käufer kauft sich mit dem Abschirmgerät eine bequeme Lösung, weil er nur das Gerät aufstellen muss und sich angeblich ungefährdet fühlen kann. Die Alternative ist nämlich die Umstellung des Bettes auf eine neutrale Zone, an der keine Wasserader mehr wirksam ist. Dies ist oft mit sehr vielen Umständen, Umbauten, evtl. Bezug eines neuen Schlafraumes usw. verbunden. Das ist sehr unbequem und kostet zusätzlich oft noch eine ganze Menge Geld, mehr als ein Abschirmgerät. Dafür ist man aber auf der absolut sicheren Seite, vorausgesetzt, man hatte einen guten Untersucher. Die sind nämlich selten.

Und so erklärt sich auch das Misstrauen vieler Ärzte und Patienten, die durch die bisherigen Erfahrungen enttäuscht wurden und nun an gar nichts mehr glauben. Denn sie können die Arbeit eines Schlafplatzuntersuchers nicht richtig beurteilen, höchstens den technischen Teil des Elektrosmogs. Den Wasserader-Bereich, der durch „Rutung" festgestellt werden muss, können der normale Arzt oder der Patient nicht kontrollieren. Dazu gehört ein spezielles Wissen, das z.B. in der „Kinesiologie" erworben werden kann (dieser Begriff tauchte bereits in Kapitel 1 auf). So ist im Allgemeinen der Patient, der eine derartige Untersuchung durchführen lässt, auf „Gedeih oder Verderb" dem jeweiligen Untersucher ausgesetzt. Das ist eine sehr missliche Situation.

Trotzdem ist das Thema der Störung des Schlafplatzes hochaktuell. **Nach meinen eigenen Erfahrungen liegen ca. 98 Prozent aller Krebspatienten auf einer geopathischen Störzone.** Ohne eine derartige Belastung hätte sich vermutlich gar kein Krebs eingestellt. Viel Leid könnte vermieden werden, wenn diese Hypothese und meine Erfahrungen ernst genommen und entsprechende gründliche Untersuchungen durchgeführt würden.

Sehr viele andere chronische Erkrankungen hängen mit solchen Schlafplatzstörungen zusammen. Derart belastete Patienten haben oft eine richtige „Arzt-Odyssee" hinter sich, bis jemand endlich einmal an den Schlafplatz denkt und ihn gewissenhaft untersuchen lässt. Auf diese Weise vergehen oft viele Jahre mit vergeblichen Behandlungsversuchen.

In Russland sind Mikrowellen-Haushaltsgeräte verboten. Warum wohl? Weil sie so gesund und harmlos sind?

Die russischen Wissenschaftler haben herausgefunden, dass durch Mikrowellen das Leben in unserer Nahrung abgetötet wird. Die Nahrung führt zwar noch zur Sättigung. Aber die Lebensenergie der Nahrung, die für unsere Körperzellen so wichtig ist, wird durch die Mikrowelle zerstört. Deswegen braucht der Mensch mehr Nahrung, er isst mehr und wird übergewichtig, weil seine Nahrung biologisch tot ist.

Dass die Handystrahlung zu einer Zunahme pathologischer Hirnwellen führt, ist weithin bekannt. Trotzdem wird sie als harmlos hingestellt. Vermutlich hängen viele nervöse Störungen auch mit dem häufigen Handygebrauch zusammen. Telefonverstärker wirken als Sender und können öfter zu Schlafstörungen führen. Derartige Geräte werden häufig auch in Wohnungen aufgestellt und senden rund um die Uhr. Eine Belastung des Schlafplatzes auch durch andere elektrische Geräte ist nicht selten. Auf jeden Fall sollte als Mindest-Schutzmaßnahme ein Netzfreischalter im Schlafbereich eingebaut werden, damit die nächtliche Belastung durch Hausstrom so weit wie möglich reduziert wird. Diesen Schalter kann jeder Elektriker einbauen. Für die Untersuchung der anderen elektrischen Störungen ist ein gut ausgebildeter Baubiologe notwendig.

Die ganze Angelegenheit ist aber so wichtig, dass jeder Mensch, besonders bevor er krank wird, auf einen gesunden Schlafplatz achten sollte. Je kränker er dann später ist, desto wichtiger ist dieser Schlafplatz, weil sich nur dort die Zellen in der Nacht erholen und regenerieren können.

An der Notwendigkeit eines gesunden Schlafplatzes kommt kein Mensch vorbei, der gesund bleiben möchte, auch wenn es manchmal schwer realisierbar ist.

6.

DIE ÜBRIGEN ORGANE MIT IHREN KRANKHEITEN EINSCHLIESSLICH DER ZÄHNE

Alle anderen Organe können wir in diesem Kapitel schnell abhandeln. Denn sie sind weitgehend abhängig von der Menge an Giftstoffen, die dem Körper zugeführt werden oder in ihm direkt entstehen, sowie an der Entgiftung dieser Stoffe, die überwiegend in der Leber erfolgt. Der gestörte Schlafplatz ist ein Extrakapitel, weil er die Zellen allein durch die Störung der geordneten elektrischen Zellladung durcheinanderbringen kann. Insofern wurde er besonders behandelt.

Wenn der Dünndarm, in geringerer Weise auch der Dickdarm, durch unsere eigenen Fehler im Essverhalten zu viel Giftstoffe, besonders Alkohole und Fäulnisprodukte, aber auch verschiedene belastende Säuren produziert, dann werden Bindegewebe, Lymphsystem und Leber überlastet und auf Dauer krank. Wir merken nicht so viel davon, weil diese Gewebe keine Schmerzsensoren haben. Es tut uns nichts weh. Wir spüren nur das Nachlassen der allgemeinen Leistungsfähigkeit und führen das auf allerlei andere Gründe zurück, weil wir die eigentlichen Ursachen nicht erkennen.

Die Ärzte geben uns bei unserer Ursachensuche selten eine vernünftige Hilfestellung, weil sie selbst diese Problematik nicht kennen und deswegen auch nicht an ihren Patienten erkennen können. An den Universitäten wird dieses Wissen nicht gelehrt, obwohl es z.T. seit Jahrhunderten bekannt ist. Bei unserer derzeitigen Struktur an den Universitäten, dem großen Einfluss der Pharma- und der Geräte-Industrie sowie dem Unwillen der Ärzte, dieses uralte Wissen anzunehmen, wird sich auch so schnell an diesem Dilemma nichts ändern. Nur Sie, die Patienten, sind letztlich in der Lage, die Ärzte- und Industrielobby zurückzudrängen. Das ist aber sehr schwierig, weil dadurch für viele Mitglieder dieser Lobby die Pfründen und Einkommenssicherheiten verloren gehen. Dadurch ist viel Widerstand gegen eine grundsätzliche Änderung der derzeitigen Verhältnisse vorprogrammiert.

Wenn das Bindegewebe überlastet ist, dann funktioniert unser Stoffwechsel nicht mehr richtig. Die Zellen bekommen nicht mehr genügend Nahrung und Sauerstoff, sie leiden unter Hunger an vitalen Lebensstoffen und stellen allmählich ihre Tätigkeit ein. Die Zellen produzieren weniger Energie und wir verlieren allmählich an Vitalität. Mit Kaffee putschen wir uns kurzfristig auf, mit Zigaretten, Zucker oder Alkohol überbrücken wir gelegentliche Phasen des Unwohlseins.

Unsere Organe merken das alles auch. Sie können nicht mehr das Gleiche leisten wie in früheren Jahren. Im Sport werden wir langsamer oder schwächer. Unsere Bänder und Muskeln werden verletzungsanfälliger. An den Gelenken lässt die Beweglichkeit allmählich nach. Wir führen das oft auf mangelhaftes Training zurück und haben damit auch teilweise Recht, aber eben nur teilweise. Die Hauptursache ist die Verschlackung im Bindegewebe. Diese können wir an der Bildung von Hautfalten sehen oder auch mit diversen Geräten feststellen, die fast nur in Naturheilpraxen zu finden sind. Alles, was wir mithilfe dieser Methoden feststellen, betrifft auch die inneren Organe.

Dort kann man es zwar nicht sehen, sondern nur vermuten. Wenn zusätzlich eine Störung des Schlafplatzes vorliegt, dann sind die betroffenen Organe in der „Störzone" zusätzlich belastet. Sie haben also die allgemeine und eine lokale Extra-Belastung und werden aus diesem Grunde besonders früh krank. In der Schulmedizin sprechen wir von ca. 40.000 verschiedenen Krankheiten. Das ist aus der Sicht der Schulmedizin auch richtig und erklärt die große Zahl der Facharztrichtungen.

In der Naturheilkunde haben wir dagegen grundsätzlich nur eine einzige Ursache, aus der sich dann aber beliebig viele unterschiedliche Krankheiten entwickeln. Im Prinzip hat jeder Mensch seine eigene Krankheit, sodass wir wirklich Milliarden verschiedener Krankheitsbilder haben. Der Naturheilarzt versucht auch, den Patienten in seiner spezifischen, individuellen Krankheit zu erkennen und ihm durch viele verschiedene Maßnahmen zu einer besseren Gesamtgesundheit zu verhelfen. Er stellt vor allem Fehler ab und baut eine gesunde Funktion der Organe wieder auf.

Der Schulmediziner hingegen sieht in erster Linie eine Krankheit, die er bekämpft. Dafür setzt er alle verfügbaren diagnostischen und therapeutischen Methoden ein und nimmt auch z.T. gravierende Nebenwirkungen von Medikamenten in Kauf. Z.B. gibt es moderne Antidepressiva, bei denen die Selbstmordrate steigt. Antirheumatika können Magenbluten auslösen. Betablocker in der Herztherapie führen nicht selten zu einem Dauerhusten. Von den Nebenwirkungen der Chemotherapie bei Krebs will ich gar nicht erst anfangen. Sie sind z.T. schrecklich.

Diese unterschiedlichen Sichtweisen der Auslösung und der Behandlung von Krankheiten bei Naturheilärzten und Schulmedizinern lassen sich nicht ohne weiteres beseitigen.

Sie sind fundamental. Kompromisse sind kaum möglich. Dabei möchte ich hier nochmals darauf hinweisen, dass alle Ärzte anfangs Schulmediziner sind. Nur haben die Naturheilkunde-Ärzte sich „ein zweites Bein angeschnallt" und erkannt, dass sie mit der Schulmedizin schnell an ihre Grenzen gestoßen sind.

In der Akut- und der Notfallbehandlung ist die Schulmedizin weit überlegen. Auch im Endstadium der Krankheitsentwicklung, wenn z.B. nur noch eine Operation eine bessere Lebensqualität verspricht, ist sie unersetzbar. Im täglichen Leben liefert sie uns eine Vielzahl von Hilfsmöglichkeiten in Form von Prothesen oder Medikamenten. Prothesen sind sehr wertvoll, weil sie verlorengegangene Organe oder Funktionen ersetzen. Medikamente sind allerdings häufig mit Nebenwirkungen, z.T. in erheblichem Maße, verbunden.

In der Naturheilkunde versuchen wir, die Verschlackung des Bindegewebes (s. Kap.4) zu reduzieren und das Leistungsvermögen der Organe möglichst zu bessern. Automatisch wird dadurch auch die Lebensqualität verbessert, die Lebensfreude nimmt zu und für viele Patienten beginnt nach ihren eigenen Angaben „ein völlig neues Leben". Alle chronischen Krankheiten sind hauptsächlich durch Verschlackung entstanden und müssen auch auf diesem Wege therapiert werden. Nur dann kann man dauerhafte Besserungen und Heilungen erreichen.

Da jeder Patient aber ein Individuum ist mit seiner eigenen Krankheitsgeschichte, sind auch alle Therapien auf dieses Individuum auszurichten. Das macht es im Einzelfall oft schwer, den richtigen Weg zu finden, weil es so viele verschiedene Möglichkeiten gibt. Zusätzlich muss der Patient versuchen, alle seine bisherigen Fehler in der Lebensweise abzustellen.

Kein Therapeut ist so gut, dass er jedem seiner Patienten helfen kann. **Wenn man aber eine gute Entschlackungstherapie an den Anfang aller Behandlungen stellt, dann kann sich der Körper des Patienten oft nach einer gewissen Zeit selbst helfen und die Normalität in der Energieversorgung der Zellen weitgehend wiederherstellen.**

Deshalb ist in der Naturheilkunde die Zusammenarbeit zwischen Arzt und Patient so wichtig und absolute Bedingung.

Auf ein Thema muss ich allerdings noch gesondert eingehen. Es ist das **Zahnproblem**. Wir haben in Deutschland gemäß Stand 2008 ca. 62.000 Zahnärzte, aber nur 36.000 niedergelassene Internisten, 18.000 Orthopäden und 9.000 Gynäkologen. Wir sehen allein an diesen Zahlen, dass für den kleinen Mundraum mit 32 Zähnen eine sehr große Zahl an Fachärzten zuständig ist. Die Zähne beanspruchen also überproportional viel ärztliche Kraft.

Die Ursachen dafür sind bekannt:

⇒ Wir brauchen gute Zähne, damit wir auch gut kauen können. Denn nur sehr gut zerkleinerte Nahrung kann von den Verdauungssäften chemisch fein genug aufgespalten und dann von der Dünndarmschleimhaut resorbiert werden (s. Kap. 3).

⇒ Durch unsere zuckerreiche Ernährung stellt sich relativ früh, oft schon im Kleinkindalter, eine Zahnkaries ein. Dadurch wird das Zahngewebe zerstört und der Zahn verfault. Zur Zahnerhaltung ist eine intensive zahnärztliche Behandlung neben der ständigen gründlichen Zahnpflege unbedingt notwendig.

⇒ Durch die gerade genannte Karies, aber auch durch gestörte innere Organe, bes. Magen, Dünn- und Dickdarm sowie Leber, Nieren und Bauchspeicheldrüse (s. Kap.4), werden auch die Zähne belastet und häufig auch auf Dauer krank.

Zähne und innere Organe gehören zusammen

Dies erklärt das Auftreten von Zahnwurzelerkrankungen trotz ständiger Zahnpflege und Überwachung durch den Zahnarzt. Denn die inneren Organe sind eben wichtiger als die Zähne und können dort gravierende Schäden auslösen, weil die Giftstoffbildung im Darm nicht gestoppt wurde.

Gerade diese letzte These, der Zusammenhang innerer Organe mit den Zähnen muss nochmals genauer dargestellt werden. Es gibt eine relativ klare Zuordnung bestimmter Zähne zu Leber, Herz, Lunge, Magen, Dünndarm und den anderen inneren Organen sowie eine gegenseitige Abhängigkeit Organ/Zahn. Ein kranker Zahn wirkt störend auf das zugehörige Organ und ein krankes Organ genauso störend auf den zugehörigen Zahn. Dies bedeutet, dass ein Zahn krank werden kann, wenn ein inneres Organ krank geworden ist. Und umgekehrt kann ein kranker Zahn das innere Organ empfindlich stören.

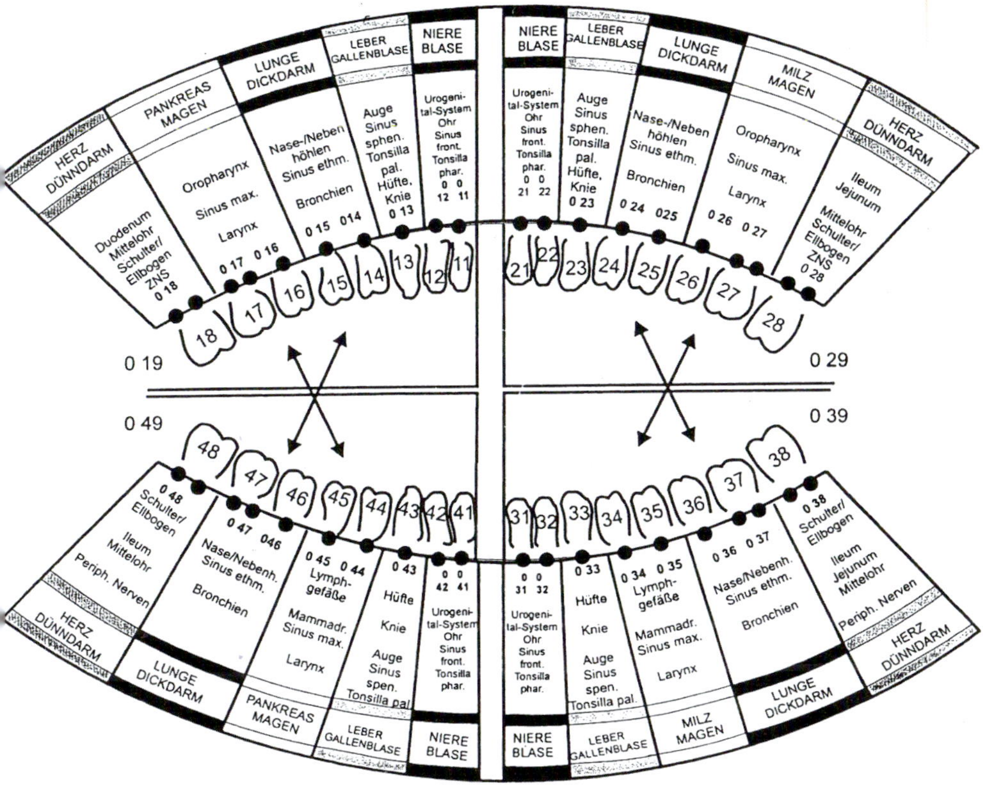

Abb. 21a: Die Beziehungen wurden u.a ermittelt von Herrn Dr. med. R. Voll, Plachingen/Neckar, Herrn Dr. med. dent. Fritz Kramer, Nürnberg und Herrn Dr. med. Jochen Gleditsch, Baierbrunn.

So können Herzstörungen durchaus aufgrund von Schäden der Weisheitszähne entstehen. Die Leber wirkt auf die Eckzähne, die Niere auf die Schneidezähne und der Magen-Darm-Trakt auf die Backenzähne. Es gibt ständig diese Wechselbeziehung.

Quecksilber ist ein Gift

Besonders wichtig ist dieser Zusammenhang, wenn tote Zähne im Mund bleiben, weil sie aus kautechnischen Gründen notwendig sind. Solche Zähne sind Eiterherde, die ständig in geringen Mengen Leichengift produzieren. Sie sind eine tickende Zeitbombe, die jederzeit explodieren kann. So können durch tote Zähne im Oberkiefer Durchblutungsstörungen an den Augen oder im Gehirn ausgelöst werden. Tote Zähne im Unterkiefer wirken hauptsächlich auf die Körperorgane. So kann man auch die Wichtigkeit der Entstehung von Giftstoffen in den Zähnen und ihre Wirkung auf den Gesamtorganismus verstehen – Patienten und Zahnärzte sollten deswegen viel mehr als bisher auf die Erhaltung der Zahngesundheit achten. Das geht aber nur, wenn man die Zusammenhänge aus Kapitel 3 und 4 verstanden hat. Andererseits können derartige Organstörungen genauso entstehen, wenn die Zähne mit einem nicht passenden Material gefüllt sind. Besonders in Verruf geraten ist hier das Quecksilber im Amalgam. Aber auch Palladium in der Goldfüllung sowie andere Metalle können Organschäden verursachen. Es gibt hierbei eine Vielzahl von Störungsmöglichkeiten.

Viele Zahnärzte arbeiten z.Zt. schon naturheilkundlich und berücksichtigen diese Zahn-Organ-Beziehung bzw. die Schädigungsmöglichkeiten durch Metalle. Es gibt zu diesem Thema auch Universitätsuntersuchungen (z.B. Universität Kiel), die auf die Gefährlichkeit von Quecksilber hinweisen. Trotzdem wird diese Problematik von den meisten Zahnärzten nicht ernst genommen. Und die Ärzte halten selten etwas von diesen Ergebnissen. Dabei sind die Zusammenhänge und die Folgen schon seit über 100 Jahren bekannt.

Genauso störend wirken verschiedene Metalle im Mund, z.B. Gold neben Amalgam. Durch verschiedene Metalle entstehen sog. elektrische Potentialgefälle oder -differenzen. Derartige Zahnfüllungen wirken wie Batterien. Es fließt ständig ein Batteriestrom im Mund, der natürlich mit der Zeit die empfindlichen Nerven im Mund reizen und zu Störungen führen kann. Denn auch die Mundschleimhaut hängt eng mit den Zähnen zusammen.

Dies ist auch wichtig für die Frage der Implantate. Denn wenn ein Implantat in eine gestörte Zone gesetzt wird, dann kann man davon ausgehen, dass dieses Implantat zu weiteren Komplikationen führen wird. Denn es sitzt an einer gestörten Stelle und wirkt damit negativ auf das zugehörige innere Organ.

Ein Eckzahn-Implantat in einem gestörten Gebiet wirkt also dadurch schwächend auf die Leber. Ein Implantat der Schneidezähne kann somit schwächend auf die Nieren wirken usw.

Ein naturheilkundlich denkender Zahnarzt wird also nur zu einem Implantat raten, wenn er weiß, dass das vorgesehene Implantatgebiet nicht gestört ist. Er wird auch vor der Sanierung darauf hinarbeiten, dass der jeweilige Patient seine Körperstörungen und –krankheiten ausreichend behandelt und in Ordnung gebracht hat. Nur dann kann er guten Gewissens ein Implantat setzen. Die Frage, ob Titan auf Dauer ein weitgehend unschädliches Metall für ein Zahnimplantat ist, kann derzeit noch nicht ausreichend beantwortet werden. Deswegen werden auch ständig neue Materialien getestet, weil man hofft, eines Tages doch das ideale Implantatmaterial zu finden.

Auf die Belastung durch andere Metalle, besonders Blei, Nickel, Cadmium u.a., will ich hier nicht extra eingehen. Sie beeinträchtigen unsere Zellatmung und damit auch unseren Energiestoffwechsel. Nahezu bei 100% aller Erwachsenen bestehen derartige Belastungen. Sie sollten möglichst auch diagnostiziert und mit wirksamen Maßnahmen behandelt werden.

Am Schluss des Buches wird in einem eigenen Glossar auf viele häufige Krankheiten kurz eingegangen.

7. DIE KREBSERKRANKUNG

Der Krebserkrankung ist aufgrund ihrer Bedeutung und der Schwierigkeit ihrer Behandlung ein eigenes Kapitel gewidmet. Der Titel eines sehr wichtigen Buches heißt: „Krebs ist keine Krankheit – Krebs ist ein Überlebensmechanismus“ (Autor: Andreas Moritz, Voxverlag).
Der Inhalt dieses Buches widerspricht allen gängigen Krebstheorien und –behandlungsverfahren. Er ist eine absolute Provokation.

Und doch hat der Autor vermutlich Recht. Er führt eine Vielzahl von Beweisen an, die seine Auffassung untermauern. Seiner Ansicht nach entwickeln sich Krebszellen aus normalen Zellen, die nicht mehr genug Nahrung und Sauerstoff für ein normales Leben haben. Wir haben das in einem früheren Kapitel auch Verschlackung genannt.

Viele Zellen erleiden so einen erheblichen Mangel an lebenswichtigen Stoffen. Einige Zellen stellen daraufhin ihre Arbeit ein und vegetieren in einer Art Hungerzustand. Manche von ihnen sterben vielleicht auch ab.

Einige dieser Zellen aber legen sich einen neuen Überlebensmechanismus zu. Sie stellen ihren normalen Sauerstoffstoffwechsel auf einen Gärungsstoffwechsel um. Schon 1924 hat Prof. Warburg für seine Forschungen auf diesem Gebiet den Nobelpreis für Chemie erhalten. Mediziner haben Prof. Warburg bis vor kurzem nicht ernst genommen. Inzwischen akzeptiert man zwar seine Forschungsergebnisse, hat sie aber noch nicht in die Praxis der Krebstherapie umsetzen können.

Beim Gärungsstoffwechsel hat eine solche sich entwickelnde Krebszelle eine Überlebenschance. Jede Zelle ist auch ein eigenständiges Lebewesen, das überleben möchte. Wir merken nur nichts davon, weil alle Zellen so wunderbar zusammenarbeiten. Die Krebszelle hat Heißhunger auf Zucker. Denn im Gärungsstoffwechsel lebt sie hauptsächlich davon. Sie produziert Milchsäure, mit der sie sich vor den körpereigenen Abwehrzellen schützen kann. Deswegen ist sie von unserem körpereigenen Immunsystem unter Umständen schwer zu finden und zu eliminieren. Andererseits geht man heute davon aus, dass täglich in unserem Körper 20 bis 30 Millionen derartiger Krebszellen entstehen, die täglich auch abgefangen und unschädlich gemacht werden können. Nur eines Tages funktioniert dieses System nicht mehr vollständig, eine Krebszelle bleibt unentdeckt und kann sich weiter entwickeln.

In einem verschlackten, mit Giftstoffen überfüllten Organismus passiert ein solches Missgeschick allerdings viel eher als bei einem völlig oder weitgehend gesunden Menschen. Insofern hat das Ausmaß der Verschlackung sicherlich eine erhebliche Bedeutung für das Zustandekommen der Krebsentwicklung.

Je mehr sich ein Mensch mit einem normal aktiven Immunsystem gegen seine täglichen Krebszellen wehren kann, desto weniger wird er auch gefährdet sein.

Jetzt gehen wir zurück zu Kapitel 1. Ein Mensch mit vielen negativen Gedanken wird sein ehemals körperlich intaktes Gleichgewicht leichter stören als einer mit überwiegend positiven Gedanken. Auch positive bzw. negative Gefühle spielen dabei eine große Rolle. Sie wirken entscheidend auf unseren Zellstoffwechsel und unser Immunsystem. Der Mensch ist eine Einheit aus vielen Einzelteilen, die sich alle gegenseitig beeinflussen und voneinander abhängig sind.

Wir machen aber meistens auch andere Fehler. Wir essen zu schnell, wir häufen Giftstoffe im Darm an, wir belasten auf diese Weise das Bindegewebe, die Leber und letztlich auch alle anderen Organe. Wir liegen oft auf einem gestörten Schlafplatz und verursachen durch diese Vielzahl von Fehlern, dass eine Krebszelle unentdeckt bleibt und damit die Krebserkrankung beginnt.

Am Anfang hat das körpereigene Immunsystem sicherlich immer wieder die Möglichkeit, derartige Krebszellen noch aufzuspüren und unschädlich zu machen. Mit zunehmender Verschlackung wird aber auch das Immunsystem schwächer und kann seine vielfältigen Aufgaben nur noch unvollkommen erledigen.

So entsteht auf Dauer eine Zwangssituation für viele unserer Körperzellen, von denen einige aus Not zu Krebszellen werden. Aber erst, wenn unser Immunsystem eine dieser Krebszellen nicht aufspüren kann, dann entwickelt sich die richtige Krebserkrankung. Daraus erkennen wir den großen Wert der Vorbeugung, nicht nur auf körperlichem Gebiet, sondern auch in Geist und Seele.

Die schulmedizinische Therapie mit Operation, Chemotherapie und Bestrahlung ist nur ein letzter Versuch, möglichst viele der Krebszellen zu beseitigen. Dann ist das Immunsystem eventuell in der Lage, die Restarbeit zu erledigen. Leider klappt das nur bei etwas mehr als 50% der Krebspatienten. Alle anderen sterben am Krebs, z.T. unter schrecklichen Beschwerden.

Auch in der Naturheilkunde ist man bisher nicht viel weiter. Man macht sehr viel verschiedene Therapien, mit denen man die Entschlackung und das Immunsystem verbessern will. Gelegentlich gelingt es.

Leider kommen die Krebspatienten zu uns Naturheilärzten oft erst, wenn die Schulmedizin über Jahre versucht hat, die Erkrankung zu besiegen. Meist ist das Immunsystem stark geschwächt. Entschlackende Maßnahmen wurden fast nie durchgeführt. Auf Geist und Seele als Teilursache dieser Erkrankung wurde nicht hingewiesen.

Der Patient hatte seine Standard-Krebs-Therapie erhalten, die auf die Krankheit, aber nicht auf den individuellen Patienten zugeschnitten war. Wenn er Glück hatte, dann war diese Therapie erfolgreich. In fast 50% der „Fälle“ hat er dann eben Pech gehabt.

Bei frühzeitigem Beginn einer konsequenten naturheilkundlichen Behandlung sind die Ergebnisse deutlich besser. Wenn der Schlafplatz geändert, eine intensive Entschlackung durchgeführt, das Immunsystem aktiviert, die meisten Fehler in der Lebensführung abgestellt, Geist und Seele auf gute Gedanken (Gedanke und Dankbarkeit haben den gleichen Wortstamm) und gute Gefühle eingestellt sind, dann ist die Chance einer Krebsheilung wesentlich vergrößert worden. Leider kommen viele Patienten erst sehr spät in diese Behandlung.

8. GESUNDHEITS-THERAPIE

Nachdem Sie jetzt so viel über die Entstehung unserer Krankheiten, allerdings in stark abgekürzter Form, gelesen haben, möchten Sie natürlich auch wissen, wie man gegensteuern und seine Gesundheit erhalten oder wiederherstellen kann. Das ist einerseits prinzipiell einfach. Andererseits ist es doch schwierig, weil man meist viele seiner eingefahrenen Gewohnheiten ändern muss und reichlich Disziplin benötigt, um das eigene Leben weitgehend oder sogar völlig auf Gesundheit auszurichten.

Man kann dabei sehr egoistisch nur an sich selbst denken und auf andere wenig Rücksicht nehmen. Dann denkt man aber nur an seinen eigenen Körper und vernachlässigt sträflich Geist und Seele.

Der Geist braucht gute Gedanken. Dieses Wort hängt, wie bereits erwähnt, mit Dankbarkeit zusammen. Nur wer der Schöpfung (Gott) und auch seinen Mitmenschen dankbar ist für vieles, was an ihm Gutes geschieht, der ist auch ein zufriedener Mensch. Man kann auch dankbar sein für sauberes Wasser, elektrischen Strom, die wunderbare Technik in Küche, Bad und Haushalt, unsere Straßen, die guten Autos usw. Es gibt sehr viele Gründe, dankbar zu sein.

Unsere Seele braucht gute Gefühle. Wir können uns jeden Tag freuen über die Blumen, über die Bäume, über Regen, Schnee und Nebel. Alle Dinge haben ihre guten Seiten. Man muss sie nur sehen wollen. Wenn wir uns freuen können, dann zieht auch Frieden in unsere Seele ein. Freude und Frieden haben den gleichen Wortstamm, sind also miteinander eng verwandt. Wollen wir mehr als Freude und Frieden in unserem Leben? Denn alles andere Positive entspringt aus diesen beiden Begriffen,

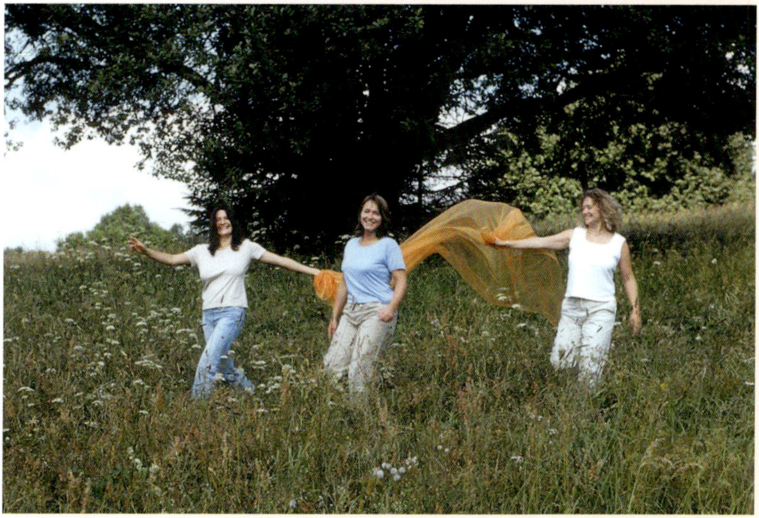

Abb. 23: Für unsere Gesundheit können wir viel selbst tun.

und die allumfassende Liebe, wie sie uns von Jesus Christus gelehrt wurde, ist dann nicht mehr weit entfernt. Wir wollen in unserem Leben gesund, zufrieden und glücklich sein.

Alle Möglichkeiten dazu haben wir selbst in der Hand. Wir müssen nur anfangen und die gesamte Verantwortung für uns übernehmen. Ärzte sind dann nur Helfer auf unserem Weg zur Gesundheit an Körper, Geist und Seele.

Eigentherapie für den Körper

Bereits Pfarrer Kneipp hatte um 1870 die „Fünf Säulen der Gesundheit“ veröffentlicht. Diese waren:

se Behandlung wurde man abgehärtet und weniger anfällig für Infekte.

⇒ Die Therapie mit kaltem Wasser, hauptsächlich Güssen. Durch die-

⇒ die Therapie mit Pflanzen bei Gesundheitsstörungen, z.B. Tees, Tinkturen usw.

⇒ die Diätetik, wobei er einfache Land-Kost mit Vollkornbrot, Gemüse, Milch, Obst und einfachen Gerichten empfahl. Zucker und Feinkost sollten weitgehend gemieden werden.

⇒ die Therapie durch Bewegung mit körperlicher Arbeit, Wandern und Ähnlichem. Sport wurde zu der Zeit wenig getrieben. Das war auch nicht nötig, weil die Menschen meist alle Wege zu Fuß zurücklegen mussten.

⇒ Die Ordnungstherapie. Darunter verstand Kneipp Ordnung im Denken und in den Gefühlen. Alles Negative sollte aus Geist und Seele verschwinden.

Wir können diese fünf Säulen ohne Weiteres übernehmen und sie nur etwas an die heutige Zeit anpassen. Damit erhalten wir ein relativ umfassendes und trotzdem einfaches Gesundheitsprogramm. Das Unglaubliche – dieses Eigenprogramm ist fast kostenlos. Die größte unserer Sorgen, dass wir Geld, eventuell viel Geld ausgeben, ohne dass wir wissen, ob wir dafür auch eine entsprechende Menge an Gesundheit zurückerhalten, kann damit entfallen. Hurra!! Denn das, was vielen Menschen das „Teuerste" ist, das ist das eigene Geld.

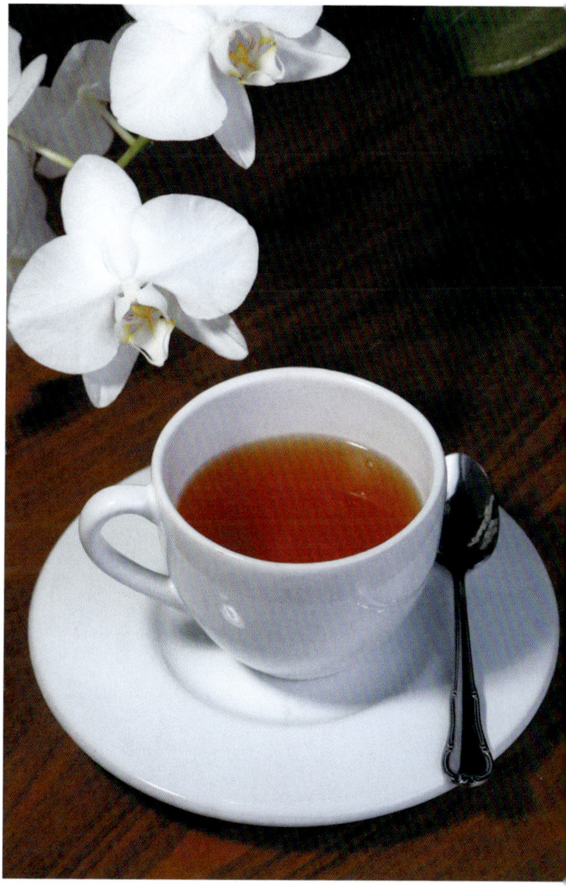

Abb. 24: Viele Krankheiten und Beschwerden haben ihre Ursache im Dünndarm. Eine Fastenkur unter ärztlicher Aufsicht kann in vielen Krankheitsfällen Linderung bringen.

Die modernen „Fünf Säulen der Gesundheit“:

a) Wassertherapie

Die moderne Wassertherapie ist für uns ganz einfach geworden. Wir können uns jeden Tag waschen, duschen, baden. Das war zu Kneipps Zeiten um 1870 noch ganz anders. Allerdings fehlt uns heute die Abhärtung, weil wir es überall warm haben und auch selten kalt duschen. Also müssen wir die Abhärtung suchen durch Sauna oder viel Aufenthalt an der frischen Luft, besonders auch im Winter und in der Kälte. Dann sind wir viel weniger anfällig für Erkältungen.

Uns fehlt die Abhärtung

Abb. 25: Uns fehlt die Abhärtung. Durch warme Wohn- und Badezimmer fehlt uns die Abhärtung. Wechselduschen und Kneipp-Bäder oder Güsse stärken das Immunsystem.

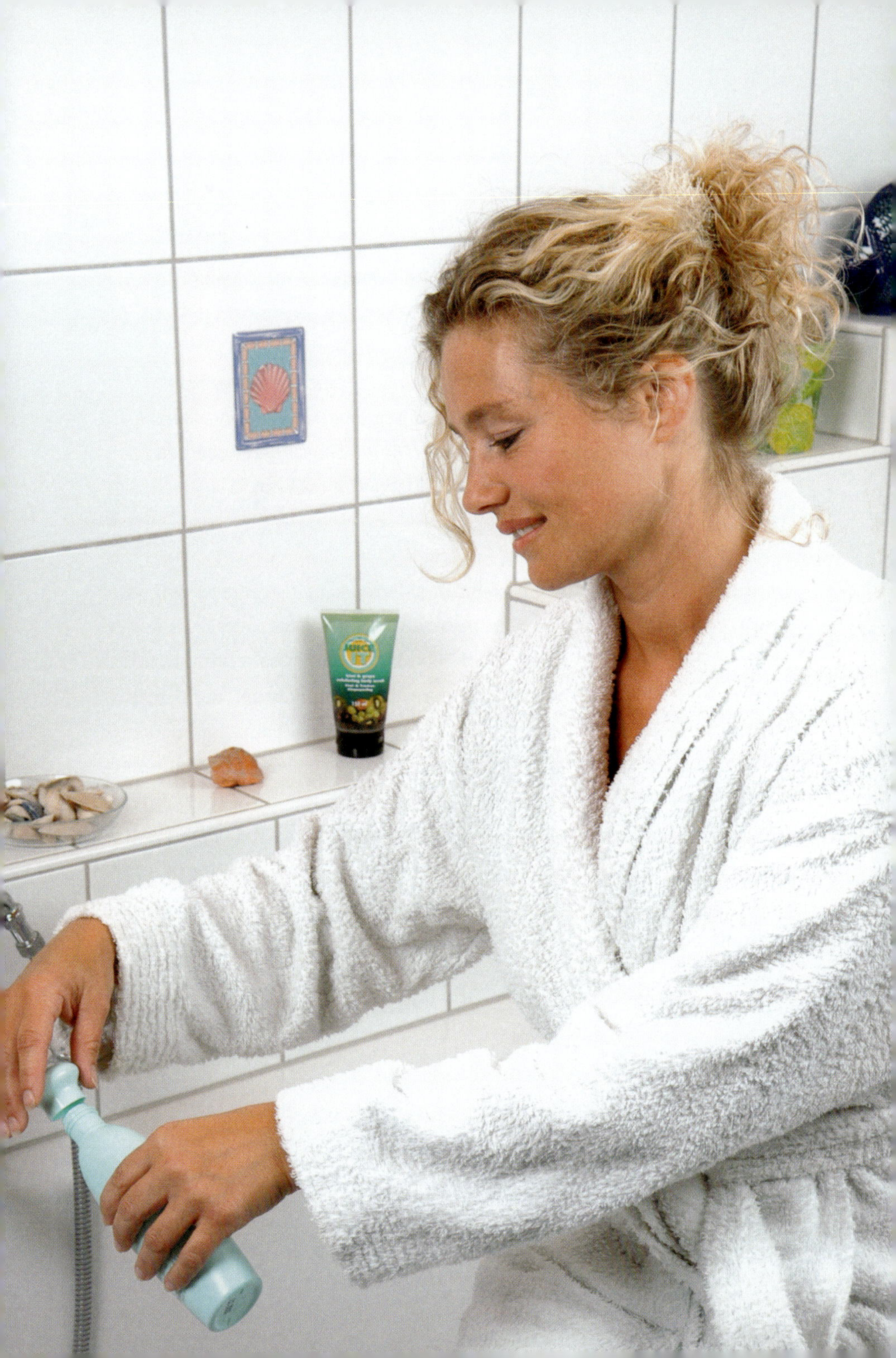

b) Pflanzentherapie:

Die moderne Pflanzentherapie brauchen wir nur, wenn bereits Störungen aufgetreten sind. Zu Kneipps Zeiten gab es nur wenig Ärzte und Apotheken. Die Menschen mussten sich selbst helfen können. Pflanzen waren meist unschädlich und auch überall zu bekommen. Heute gibt es in unseren Apotheken eine große Auswahl an pflanzlichen Arzneien, die aber oft nur bei leichteren Störungen helfen. Ärzte wissen über Pflanzentherapie leider meist nur wenig.

In unserem modernen Fünf-Säulen-Programm ersetzen wir die Pflanzenheilkunde durch den gesunden Schlafplatz, den wir leider selten selbst finden können. Sollten wir allerdings sehr gut schlafen und morgens ausgeruht, frisch und fröhlich aufwachen, dann liegen wir fast immer auf einem guten Platz. Wenn das alles aber nicht zu 100 Prozent zutrifft, dann sollten wir unseren Schlafplatz von einem guten Baubiologen untersuchen lassen. Der ist leider nur schwer zu finden (s. Kap. 5). Auf einem gestörten Schlafplatz werden wir krank. Das ist ein nahezu unumstößliches Gesetz. Wir müssen dringend daran interessiert sein, einen gesunden Schlafplatz (möglichst auch Arbeitsplatz) zu finden.

Der gesunde Schlafplatz
ist sehr wichtig!

Abb. 26: Ein breites Einsatzspektrum bietet auch die Pflanzentherapie.

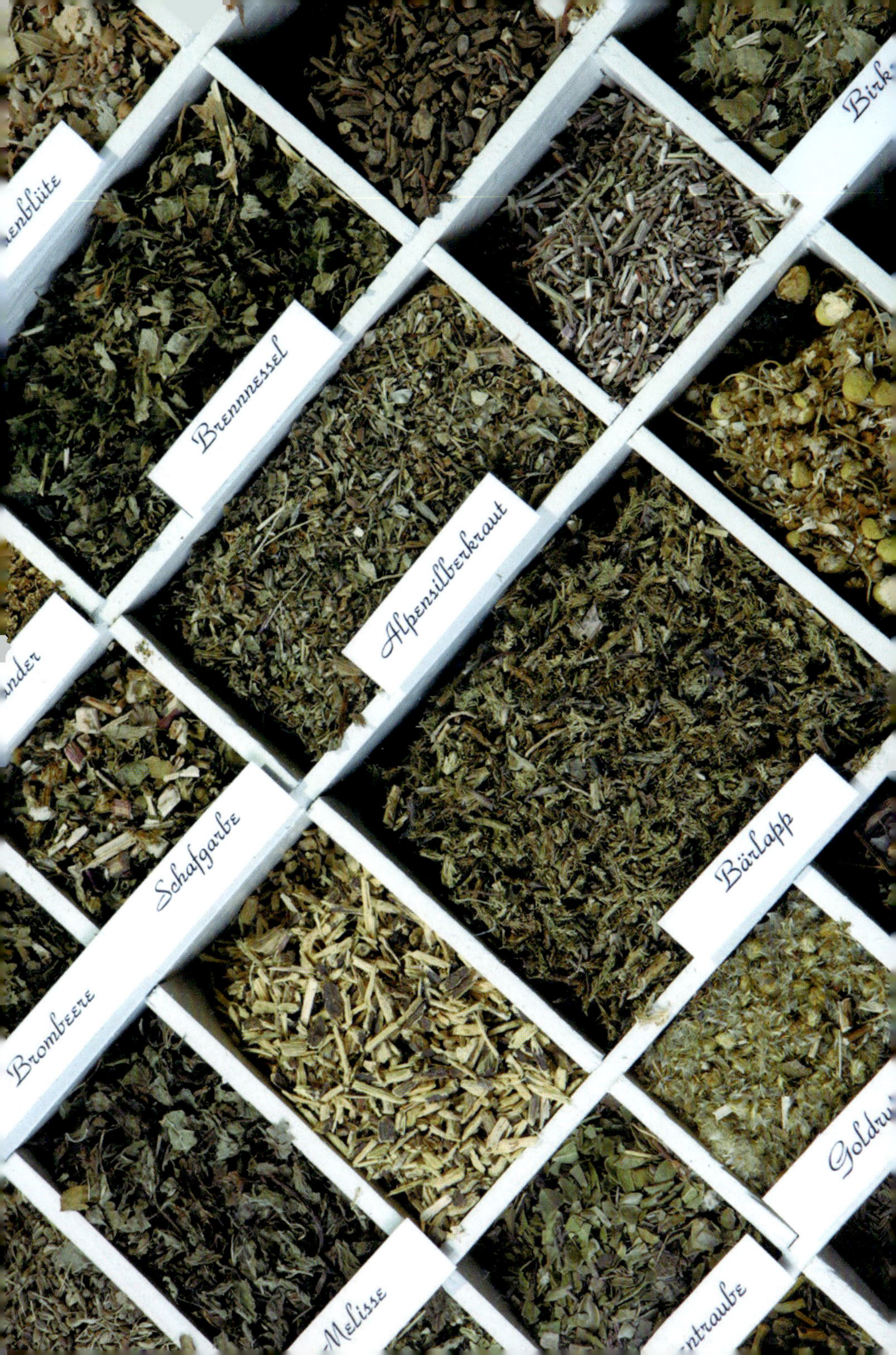
Brennnessel
Alpensilberkraut
Schafgarbe
Bärlapp
Brombeere
Melisse

c) Ernährung

Die moderne Ernährung ist ein schwieriges Kapitel. Wir haben heute eine sehr große Auswahl an Nahrungsmitteln. Diese sind auch fast immer in einem hygienisch einwandfreien Zustand. Sie werden häufig von der Lebensmittelindustrie hergestellt. Die benutzt zur Geschmacksverbesserung, Konservierung, Verschönerung etc. eine Vielzahl sog. Nahrungszusatzmittel aus der Chemie. Diese sind für unsere Verdauungsorgane häufig unbekannte Fremdstoffe, gegen die Abwehrreaktionen im Sinne von Allergien aufgebaut werden. Dazu kommt, dass viele Nahrungsmittel heute mit sog. Pflanzenschutzstoffen kontaminiert sind. Diese liegen zwar meist unter der gesetzlich zugelassenen Grenze, an der sie für den menschlichen Gebrauch gefährlich werden. Auf die Dauer häufen sie sich aber in unserem Organismus an und belasten Bindegewebe, Lymphe, Leber und den gesamten sehr empfindlichen Bereich der Zellatmung und Energiegewinnung.

Für unsere tägliche Ernährung gibt es einige wichtige Punkte:

⇒ gut kauen, langsam essen.

⇒ mit dem Essen aufhören bei Eintreten des Sättigungsreflexes ca. 20 min. nach Beginn der Mahlzeit. Diesen Reflex muss man meist erst wieder lernen. Wir haben ihn im Laufe der Jahre unwirksam gemacht. Fast alles, was wir „über den Hunger“ essen, geht in Zersetzung über (s. Kap. 2).

⇒ einfache Ernährung. Kartoffeln und Gemüse bevorzugen.

Relativ wenig Eiweiß in Form von Fleisch, Wurst, Fisch, Ei, Milch und Milchprodukten essen. Tierisches Eiweiß führt leicht zur Verschlackung und lagert sich an den Innenwänden der Blutgefäße ab, wodurch später ein hoher Blutdruck entstehen kann. Wer körperlich hart arbeitet oder viel Sport treibt, braucht etwas mehr Eiweiß zum Muskelaufbau. Merksatz: Weniger (Eiweiß) ist mehr (an Gesundheit).

⇒ Obst nach Jahreszeit. Das ausländische Obst in unseren Supermärkten wurde überwiegend unreif geerntet und ohne Sonne nachgereift. Es enthält wesentlich mehr belastende Säuren als sonnengereiftes Obst und deutlich weniger Vitamine sowie die wertvollen sog. sekundären Pflanzenstoffe (Polyphenole).

⇒ Biokost ist wesentlich wertvoller als Nahrung aus dem sog. konventionellen Anbau. Das liegt an den Biophotonen. Wir hochentwickelten Lebewesen sind „Lichtwesen“. Wir brauchen das Sonnenlicht, sowohl direkt auf unserem Körper als auch in unserer Nahrung. Gesunde Nahrung muss „Lichtnahrung“ sein. Durch Sonnenlicht werden Energien übertragen, die unsere Zellen befähigen, miteinander zu kommunizieren und die Ordnung in unserem Körper aufrechtzuerhalten. Biologische Nahrungsmittel enthalten große Mengen an Photonen (Prof. Fritz Popp: „Biophotonen – Neue Horizonte in der Medizin“, Haug Verlag), Industrienahrung deutlich weniger. Photonen sind Lebensstoffe. In der Mikrowelle werden sie abgetötet. Deshalb ist die Mikrowelle in Russland verboten, bei uns aber trotz aller Bedenken erlaubt (s. Kap. 5). Unsere Industrielobby ist stark, auch wenn es auf Kosten der Gesundheit geht.

Biokost ist sehr wertvoll

⇒ Wir sollten möglichst wieder auf unseren Instinkt achten. Das ist im Laufe der Jahre schwierig geworden, weil wir an unsere Gewohnheiten und Vorlieben gewöhnt sind. Zucker und Alkohol sollten wie Gewürze in kleinen Dosen genommen werden. Kaffee ist ein Reizstoff, der zwar vorübergehend anregt, vom Körper aber möglichst schnell wieder ausgeschieden wird.

⇒ Deswegen arbeiten die Nieren auch meist schneller nach dem Kaffeetrinken. Mit schwarzem Tee ist es ähnlich. Er wirkt allerdings schwächer als Kaffee.

⇒ Nach der makrobiotischen Ernährungslehre im alten Japan sollten in einer Mahlzeit möglichst alle Hauptfarben (grün, gelb, rot, blau) und alle fünf wichtigen Geschmacksrichtungen vertreten sein (süß, sauer, bitter, herb, salzig). Dann ist eine Mahlzeit in sich ausgeglichen und der Mensch ist eher zufrieden. Probieren Sie es aus und Sie werden die alte Weisheit verstehen.

⇒ Wir sollten wieder vermehrt Wasser trinken.

Pro 20 Kilogramm Körpergewicht rechnet man mit einer Trinkmenge von einem Liter. Bei 60 oder 80 kg also mit 3 bis 4 Litern. Dabei ist im Allgemeinen das Trinkwasser in unserer Wasserleitung gut geeignet. Es enthält wenig belastende Stoffe und die sog. negativen Informationen, die bisher unbewiesen sind, können wir in einem gesunden Körper schnell neutralisieren. Ein Kaffeetrinker sollte neben dem Kaffee die gleiche Menge an Wasser zusätzlich trinken. Erst dann kommt er wieder ins Gleichgewicht.

Unsere Zellen brauchen viel sauberes Wasser. Der menschliche Körper besteht zu ca. 70 Prozent aus Wasser. Wir können bei unserer heutigen Lebensweise im Allgemeinen gar nicht genug Wasser trinken, um alle unsere Zellen genügend damit zu versorgen.

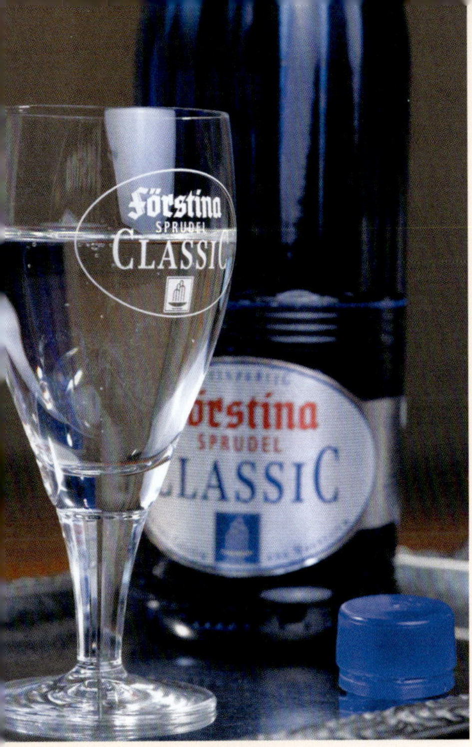

Abb. 27: Viel trinken ist eine wichtige Regel zur Gesunderhaltung.

⇒ Gesunde Ernährung kostet nicht mehr als das, was wir bisher dafür ausgeben. Natürlich ist Bio-Kost teurer als konventionelle Normalkost. Bei langsamem Essen ist man aber mit weniger Nahrung genauso satt und verhindert die Zersetzung im Darm von allem, was die Darmschleimhaut nicht verarbeiten und aufnehmen kann. Es bilden sich dann weniger Giftstoffe und auch weniger Allergien auf Nahrungsmittel. Außerdem sparen wir viel Geld, weil wir keine Cola, Limo oder andere ungesunde Getränke kaufen. Wir brauchen auch weniger Geld für das teure tierische Eiweiß in Form von Fleisch, Wurst, Eiern, Milch, Käse, Joghurt usw. Den Mehrausgaben stehen also erhebliche Einsparungen gegenüber. Deswegen ist bei der Bio-Kost das Budget auch meistens gut ausgeglichen.

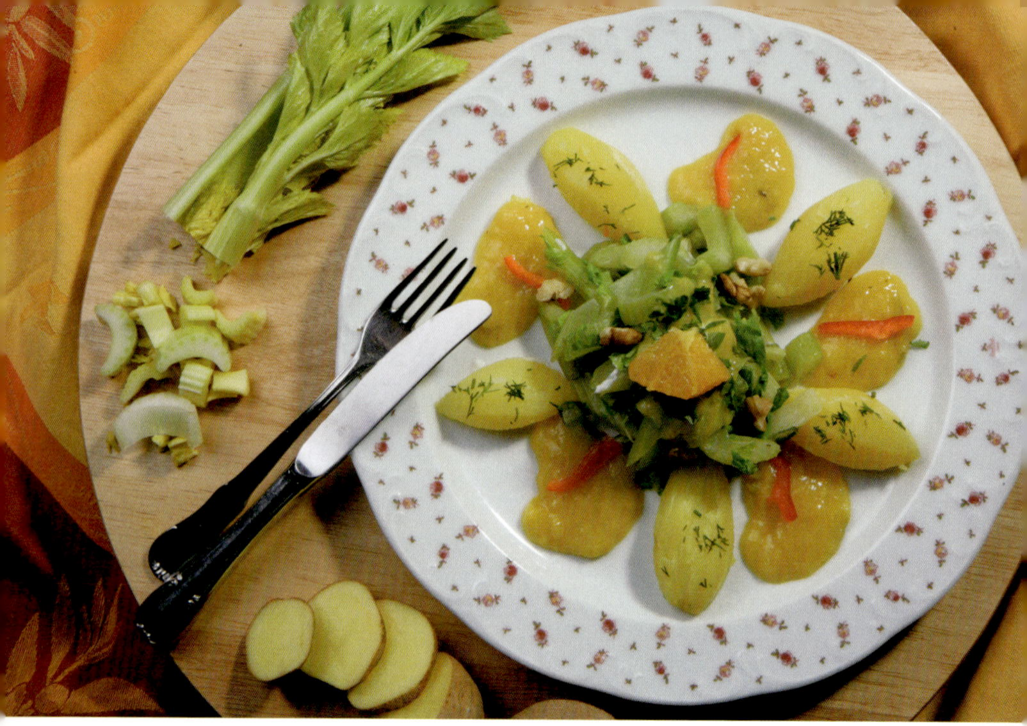

Abb. 28: Gesunde Kost schmeckt nicht nur gut, sondern ist gesund und meist sehr preiswert.

d) Die Bewegung

Vor 100 Jahren haben angeblich die Menschen pro Tag 10 bis 20 km zu Fuß zurückgelegt, heute sind es noch 0,8 bis 1 km, also weniger als ein Zehntel. **Der Mensch braucht aufgrund seiner Natur viel Bewegung.** Die bekommt er heute nur noch selten. Dadurch erlahmt sein Stoffwechsel allmählich, seine Muskulatur bildet sich zurück und chronische Krankheiten stellen sich relativ früh ein. Vor allem wird die Bauchatmung stark reduziert, da wir viel sitzen. Im Sitzen benutzen wir die Brustatmung.
Die Bauchatmung ist aber unsere natürliche Atmung. Dabei wird das Zwerchfell mit der Einatmung nach unten gedrückt und gleichzeitig drückt das Zwerchfell auch den Dünndarm nach unten. Bei der Ausatmung schnellen Zwerchfell und Dünndarm wieder nach oben. Bei jedem tiefen Atemzug wiederholt sich dieser Vorgang.

Wir sind heute Bewegungsmuffel

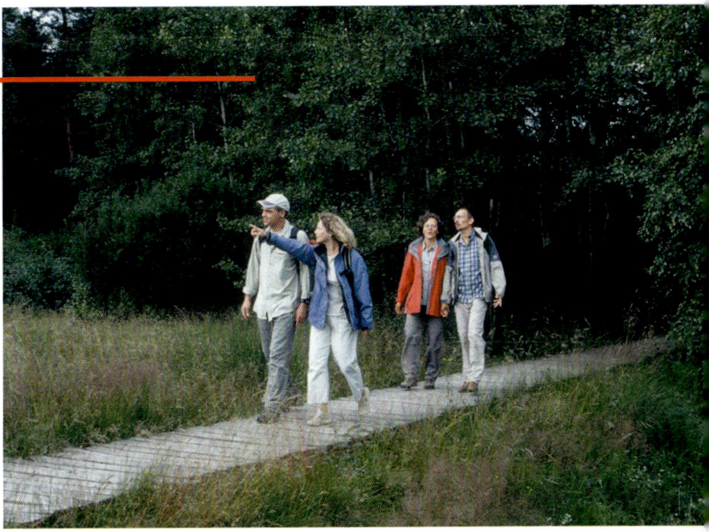

Abb. 29: Viel Bewegung an der frischen Luft tut gut und hält gesund.

Bei dieser Atmung wird die Lunge gut durchlüftet und dem Körper mehr Sauerstoff zugeführt. Die Lungenbläschen weiten sich, Bronchialschleim wird besser abgehustet oder entsteht erst gar nicht. Vor allem aber wird der Dünndarm intensiv und natürlich bewegt. Er erhält so Unterstützung durch das Zwerchfell bei der Durchmischung und dem Transport des Darminhalts. Stauungen und Zersetzung von Speisen mit nachfolgender Giftbildung werden weniger (s. Kap. 2). Auch die Lymphflüssigkeit im Bauchraum wird dadurch angeregt. Wir können dann besser entgiften (s. Kap. 3).Wir haben von der Bauchatmung also nur Vorteile.

Wenn wir uns bewegen, dann benötigen wir im Allgemeinen mehr Luft und Sauerstoff. Dann setzen wir automatisch die Bauchatmung ein. Das bedeutet: Je mehr wir uns bewegen, desto besser wird unsere Atmung. Je besser wir atmen, desto besser ist die Sauerstoffversorgung unseres Körpers und damit unserer Körperzellen, die unbedingt viel von dem wertvollen Sauerstoff brauchen, weil sie sonst nicht arbeiten können. Bewegen kann man sich durch schnelles Spazierengehen, durch Wandern, durch Sport, Gymnastik und manches andere. Auch Garten- oder Feldarbeit ist Bewegung.

Dazu ist man meist an sauerstoffreicher Luft und kommt mit dem Sonnenlicht in Kontakt. Man erhält große Mengen des wertvollen Vitamin D völlig kostenlos und härtet sich gleichzeitig noch etwas ab. Täglich 30 Minuten schnelles Gehen sollen angeblich genügen, um einen guten Effekt auf Kreislauf, Dünndarm, Lymphe, Sauerstoffversorgung der Zellen usw. zu erreichen. Aber mehr an Bauchatmung durch Bewegung ist sicher nicht von Nachteil. Bewegung kostet im Allgemeinen kein Geld, nur etwas Zeit. Dafür tun wir uns selbst aber etwas Gutes, was wir auf keine andere Weise erreichen können. Wir können uns eine derartig gute Sauerstoffversorgung nicht einmal für viel Geld kaufen.

Sonnenvitamin D

An dieser Stelle möchte ich eine kleine Geschichte erzählen:

Als Hausarzt habe ich 30 Jahre lang eine Bäuerin betreut, die 100 Jahre alt wurde. Sie lebte die letzten 13 Jahre nach dem Tod ihres Mannes allein auf dem Hof und versorgte sieben Kühe sowie die gleiche Zahl an Jungvieh. Sie stand jeden Morgen um 5 Uhr auf und melkte ihre Kühe. Denn um 6 Uhr wurde die Milch abgeholt. Urlaub kannte sie nicht. Sie war aber auch fast nie krank. Mit 70 Jahren hatte sie eine Nierenkolik. So lernten wir uns kennen. Mit 90 Jahren musste sie am grauen Star operiert werden. Sie war zum ersten und zum einzigen Mal in ihrem Leben im Krankenhaus. Mit 92 Jahren hatte sie einen Bruch des Handgelenkes, weil sie auf Glatteis ausgerutscht war. Mit 97 Jahren hatte sie eine Lungenentzündung, die zu Hause behandelt werden konnte. Sonst war sie immer gesund. Ich kenne sie nur lachend. Nie habe ich in 30 Jahren ein negatives Wort von ihr gehört. Sie war immer zufrieden, mit dem Wetter, der Politik, den Preisen, den Nachbarn usw. Mehrfach sagte sie mir: „Wenn ich meine Kühe nicht hätt, wär ich schon längst gestorben."
Nur in den letzten Jahren kam ihre auch schon betagte Tochter jeden zweiten oder dritten Tag, im letzten Jahr auch täglich, um nach der Mutter zu schauen und ihr etwas zu helfen.
Als sie 98 Jahre alt war, besuchte ich sie wie immer routinemäßig, um zu sehen, ob alles in Ordnung war. Sie begrüßte mich und sagte: „Herr Doktor. Ich will Ihne mal was verzähl. Ich hab heut de Jungviehstall ausgemist – und ich bin net müd geworn." Das hat mich kolossal beeindruckt, so dass ich heute, mehr als zehn Jahre nach diesem Ereignis, immer noch davon schwärme.
Von dieser Bäuerin habe ich viel mehr gelernt als von vielen meiner medizinischen Lehrer. Ihre Lebensführung, ihre Zufriedenheit, ihr ständiges Lachen sind für mich stets ein Vorbild geblieben.

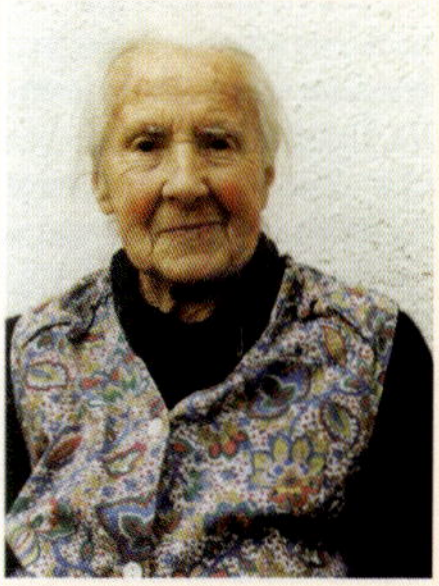

Abb. 30: Über 100 Jahre wurde diese Bäuerin.

e) Die geistige Ordnung

Darüber habe ich in diesem Buch schon immer wieder geschrieben (s. Kap. 2). Am besten kann man diese Ordnung aufrechterhalten, indem man gern und häufig singt. „Wo man singt, da lass dich ruhig nieder, böse Menschen haben keine Lieder", heißt es im Sprichwort. Sänger sind fast immer lustige Leute, meistens auch tolerant, gutmütig und positiv veranlagt. Man kann im Allgemeinen mit ihnen gut auskommen. Aber wie bekommt man sonst positive Gedanken und Gefühle? Kaufen kann man sie nicht, man muss sie sich erwerben. Das ist aber meist ein langwieriger Prozess und nicht so sehr viele Menschen schaffen es. Die Bäuerin in der obigen Geschichte war solch ein Mensch. Sie kam anscheinend gar nicht auf die Idee, schlechte Gedanken zu haben. Sie war aber mit ihrem sehr arbeitsreichen Leben auch immer zufrieden und hat nicht von „besseren Verhältnissen" geträumt.

Wer dankbar ist, der hat es leicht. Aber dankbar kann doch jeder sein. Es ist nur eine Frage unserer Einstellung, nicht der Verhältnisse, in denen wir leben. Mutter Teresa hatte sich in Indien ein sehr schweres Leben ausgesucht. Aber sie war dankbar und zufrieden. Der Dalai Lama vermittelt immer den Eindruck, als ob er lacht.

Bei aller Schwere seiner politischen Stellung hat er sich anscheinend ein fröhliches Gemüt bewahrt. Wer in seinem Beruf auch seine Berufung gefunden hat, ist meistens ein zufriedener Mensch.

Häufig musste er aber auch eine Reihe von Durststrecken durchstehen, bis er seine Berufung entdeckte und sich ihr widmete. Dazu ist viel Arbeit und Disziplin notwendig. Glück und Zufriedenheit kann ich nicht kaufen. Ich kann aber in meinem Leben oft glücklich und zufrieden sein. Es hängt von meiner Einstellung ab.

9.

DIE PFLEGE VON KÖRPER, SEELE UND GEIST

Über den Körper habe ich nun schon in diversen Kapiteln genug geschrieben. Dem ist eigentlich nicht viel Neues und Wesentliches hinzuzufügen. Es wird im Allgemeinen reichen, wenn man die Kapitel 2 bis 8 immer wieder einmal durchliest. Bei jedem neuen gründlichen Lesen wird man etwas finden, was man noch nicht genügend beachtet hatte.

Wie aber beeinflusst man Seele und Geist positiv, ohne dass man sich damit schwer tut? Mir hat sich dafür das Verfahren des japanischen Arztes Shioya sehr bewährt, das er in einem Buch veröffentlicht hat („Der Jungbrunnen des Dr. Shioya", KOHA-Verlag). Darin schildert er, wie er mit einer täglichen Tiefenatmung, verbunden mit einer positiven Visualisation (Vorstellung) sein Leben so positiv beeinflusst hat, dass er mit 105 Jahren noch völlig gesund und leistungsfähig war. Wir denken dabei auch an die 100jährige Bäuerin im vorigen Kapitel. Die Ausführung dieser Atemübung ist ganz einfach und für jeden Menschen möglich. Man benötigt dafür nur die Disziplin, sich jeden Tag, am besten abends vor dem Schlafengehen, für wenige Minuten zur Ruhe zu setzen und diese Tiefenatmung durchzuführen. Wenn man so lange tief atmet, bis sich positive Gedanken eingestellt haben, dann ist man schon am Ziel. Dann hat man eine positive Visualisation. Wenn man diese Übung konsequent jeden Abend wiederholt, dann verändert man sein Leben positiv.

In der modernen Physik und der Biologie hat man in den letzten Jahrzehnten sensationelle Entdeckungen gemacht. In Kapitel 2 hatte ich schon über die Forschungen von Prof. Lipton in Bezug auf die Beeinflussung unseres Zelleiweißes durch unsere Gedanken geschrieben. Nicht nur die Gedanken, sondern auch unsere Lebensweise wirkt auf die Zellen ein, wie es nach dem Lesen von Kapitel 2 und 3 sicherlich jedem Leser klar geworden ist.

Jeder Gedanke ist eine Kraft im Universum

Es gibt aber noch viel aufregendere Entwicklungen. Nach der Quantenphysik ist jeder Gedanke, der unser Gehirn verlässt, eine Kraft, die ins Universum ausgesendet wird. Aus dem Universum kommt er als Resonanz zu uns zurück. Je intensiver wir einen Gedanken denken, desto intensiver ist auch die Resonanz. Im Sprichwort heißt es: „Wie man in den Wald hineinruft, so schallt es heraus.“ Und man meint damit nicht nur das tatsächliche Rufen, sondern auch die Art, wie man mit anderen Menschen umgeht.

In der Quantenphysik wurde altes Wissen wiederentdeckt und mit einem modernen Gewand versehen, das bereits Jahrtausende alt ist. Der ägyptische Weise Hermes Trismegistos (der dreimal Größte), wahrscheinlich ein Hohepriester, hat vor ca. 5.000 Jahren derartige Gesetze bereits formuliert.

Von Buddha ist ein Satz überliefert, der in die gleiche Richtung zeigt: „Wer seinen Geist auf einen Punkt zu sammeln weiß, dem ist kein Ding unmöglich.“

Auch in der Bibel steht, dass „Glaube Berge versetzen kann“. Alle diese Hinweise zeigen uns die Macht unserer Gedanken, sowohl auf uns selbst als auch auf unsere Umgebung. Wir allein sind für unsere Gedanken verantwortlich, damit auch für die Folgen unserer Gedanken.

Ähnlich ist es mit den Gefühlen. Es zwingt uns niemand, Hass, Neid, Missgunst oder andere negative Gefühle zu haben. Wenn wir glauben, uns nicht dagegen wehren zu können, dann müssen wir uns fragen, ob wir alles in unserer Macht Stehende versucht haben, um von negativen Gefühlen frei zu werden. Meistens werden wir entdecken, dass wir noch nicht alle Möglichkeiten ausgeschöpft haben.

Ich zitiere aus dem sehr lesenswerten Buch „Brücken zwischen Himmel und Erde" der Autorenfamilie Spezzano, erschienen im Via Nova Verlag, mit freundlicher Genehmigung des Autors und des Verlegers:

„Tibetische Buddhisten sind Pazifisten, und ihre höchsten Werte sind Frieden und liebende Güte. Als der Dalai Lama gefragt wurde, wie man angesichts von Grausamkeit sein Mitgefühl bewahren könne, antwortete er: „Die alten Texte sagen, dass der eigene Feind der beste Lehrer ist."

Hier ein Beispiel:

Ein Mönch hat nach 1959 fast achtzehn Jahre in einem chinesischen Straflager zugebracht. Nach seiner Freilassung aus dem Lager hat er sich mir hier (im indischen Dharamsala) angeschlossen. Eines Tages fragte ich ihn beiläufig, welche Erfahrungen er im Straflager gemacht habe. Und er berichtete mir, dass er einige Male ein Gefühl der Gefahr gespürt habe. Ich fragte: Welche Art von Gefahr? Ich dachte, er meine die Gefahr, sein Leben zu verlieren, oder so etwas.
Und er antwortete: Die Gefahr, das Mitgefühl mit den Chinesen zu verlieren. Als Praktizierende versuchen wir also ganz bewusst, eine mitfühlende Einstellung gegenüber unseren eigenen Feinden zu bewahren – das ist von größter Wichtigkeit.

Wir sind Lichtwesen

Auch in dieser Geschichte begegnet uns ein Mensch, der Großes geleistet hat. Er wird wahrscheinlich deswegen nicht besonders gewürdigt oder anerkannt. Er hat aber ein Stück Liebe in die Welt gebracht, wo man es nicht erwarten konnte. Etwas Größeres konnte er kaum tun. An solchen Vorbildern können wir uns orientieren.

In Kapitel 8 bin ich kurz darauf eingegangen, dass wir Lichtwesen sind. Es herrscht eine Ordnung in unserem Organismus, die jedes Vorstellungsvermögen übersteigt. Nach den Forschungen und Erkenntnissen der modernen Wissenschaft finden

⇒ in jeder Körperzelle pro Sekunde ca. 100.000 Reaktionen statt (= 10^5)

⇒ der Mensch hat ca. 10^{14} Körperzellen (= 100 000 000 000 000). Diese Zahl kann kaum jemand aussprechen.

⇒ Das bedeutet: Pro Sekunde laufen in unserem Körper ca. 10^{19} Reaktionen ab (= 10 000 000 000 000 000 000). Kennen Sie diese Zahl? Und ein Tag hat 84 000 Sekunden.

Alle Reaktionen in dieser irrsinnig großen Zahl von Zellen laufen geordnet und kontrolliert ab. Kann man da noch von Zufall sprechen? Wer hat das alles erfunden und so aufeinander abgestimmt?

Und wir fangen an, jetzt Unordnung zu stiften. Wir stören und meckern und treiben Raubbau mit unseren Gedanken, unseren Gefühlen, unserem Körper. Wir muten ihm jede Menge Gifte zu und wundern uns nur, wenn irgendetwas nicht mehr richtig funktioniert. Dann rufen wir nach dem Arzt, nach Medikamenten, nach dem Psychologen.

Unser Körper-Seele-Geist-System ist so phantastisch, dass man es kaum begreifen kann. Man muss sich allerdings sehr über so viel Unverstand bei allen Menschen, besonders aber bei uns Ärzten, wundern. Wie viel müssen wir noch lernen, wie viel selbst verursachtes Leid noch ertragen, bis wir zu der Einsicht kommen, dass wir ganz viel Negatives in unserem Leben hätten vermeiden können?

Wenn Ihnen diese kleine Abhandlung in Ihrem Leben ein wenig weiterhilft, dann hat sich für mich die Arbeit mit dem Schreiben gelohnt.

10. REGISTER DER HÄUFIGSTEN KRANKHEITEN

In diesem Kapitel finden Sie eine Aufzählung der häufigsten Krankheiten sowie ihre Beziehungen und Hinweise auf ihre Behandlung (alle Krankheiten können durch eine Schlafplatzstörung, z.T. auch durch eine Nahrungsmittelallergie, ausgelöst oder verschlimmert werden, Kap. 3/5).

Abszess: Akute Eiteransammlung unter der Haut. Der Eiter (Giftstoffe) will aus dem Körper heraus. Wir geben Myristica D6, stündl. 1 Tbl, Ichtyolsalbe, lokale Wärme.

Abwehrschwäche: s. Immunschwäche

Adipositas: Wir haben zu viel gegessen. Der Sättigungsreflex fehlt. Dadurch haben wir zu viel Fett und auch zu viel Giftstoffe (aus unserem eigenen Darm, aber auch Chemie aus der Nahrung) eingelagert, die durch zusätzliche Wassereinlagerung verdünnt werden. Wir essen jetzt langsam, kauen gut, essen Biokost, achten auf den Sättigungsreflex ca. 20 Minuten nach Beginn des Essens. Bei Hungergefühl trinken wir am besten heißes Wasser. Zwischen den Mahlzeiten halten wir einen Abstand von fünf Stunden ein (Kap. 3,4,8).

Akne: Giftstoffüberlastung, wobei die Haut die Ausscheidung übernehmen soll. Leber und Niere sind überfordert. Deswegen ist eine allgemeine Entgiftung über Leber, Niere, Bindegewebe, Lymphe dringend notwendig (Kap. 3,4,5,8). Zusätzlich muss die Produktion von Giftstoffen stark reduziert werden (Kap. 3,8).

Allergie: Man unterscheidet akute Allergien (z.B. Heuschnupfen, Nesselfieber) von chronischen Allergien:

⇒ Heuschnupfen wird durch Pollen ausgelöst, Nesselfieber oft durch Nahrungsmittel. Heuschnupfen behandelt man am besten mit Eigenurin-Injektionen, Nesselfieber durch Vermeiden der auslösenden Stoffe.

⇒ Chronische Allergien, besonders auf Nahrungsmittel, liegen bei fast allen chronischen Krankheiten vor (Kap. 3). Sie sind also sehr häufig. Mit Bioresonanzdiagnostik, speziellen Bluttests oder mit Kinesiologie werden sie häufig gefunden, mit schulmedizinischen Methoden selten. Eine entsprechende naturheilkundliche Testung ist erforderlich.

Alopezie: s. Haarausfall

Amennorrhoe (Ausbleiben der Regelblutung): Wenn keine Schwangerschaft vorliegt, dann handelt es sich um eine tiefgehende hormonelle Störung. Eine fachärztliche Abklärung ist erforderlich. Zusätzlich muss der Schlafplatz (Kap. 5) untersucht werden. Eventuell liegt eine hochgradige Stoffwechselstörung vor (Kap. 3,4). Eine zusätzliche naturheilkundliche Abklärung ist u.U. dringend notwendig.

Angina pectoris (Herzschmerz): Kann angst- oder stressbedingt sein. Das geht meist schnell vorüber und ist ungefährlich.

Mit zunehmendem Alter tritt A.p. aber aufgrund von Verengungen der Herzkranzgefäße durch Ablagerungen in den Blutgefäßen auf (koronare Herzkrankheit/KHK). Eine Abklärung durch den Hausarzt, evtl. den Kardiologen, ist unbedingt erforderlich. Die Ursache ist meist eine Eiweißüberernährung (Kap. 8). Als Therapie muss die schulmedizinische Medikation eingesetzt werden (wg. drohendem Herzinfarkt). Naturheilkundlich kommt eine Chelattherapie zum Einsatz. Daneben Essdisziplin und viel Bewegung (Kap. 8). Hinweis: In Westdeutschland gab es bei ca 62 Millionen Einwohnern im Jahre 1948 rund 2 000 Herzinfarkte (sehr knappe Ernährung, viel Bewegung, da Autos, Motorräder und Fahrräder fehlten). Im Jahre 1972, nach 24 Jahren „Fresswelle", bei gleicher Bevölkerungszahl waren es ca. 140.000 Herzinfarkte, eine Steigerung um 7000%.

Angina tonsillaris (Halsentzündung): Akute Erkrankung, über die der Organismus Giftstoffe ausscheiden will. Eventuell Penicillin geben. Besser mit homöopathischen Mitteln wie Notakehl®, Meditonsin®, Tonsillopas® o.ä. behandeln. Halswickel mit kaltem Wasser oder heißen Kartoffeln helfen oft. Lokale Linderung mit Lutschtabletten aus der Apotheke.

Anorexie (Appetitlosigkeit): Häufig seelisch bedingt, besonders bei Mädchen ab der Pubertät und jungen Frauen. Eine entsprechende Abklärung ist erforderlich. Sonst oft eine totale Giftstoffüberlastung. Eine gründliche Entschlackung ist unbedingt notwendig (Kap. 3,4,8).

Angst: Immer seelisch bedingt. Trotzdem häufig körperliche Teilursache, z.B. Nahrungsmittel-Allergie, gestörter Schlafplatz. Anfangs einfache pflanzliche Mittel geben (Kytta Sedativum®, Neurexan®, Neurapas balance® u.ä.). Bei weiter bestehenden Störungen unbedingt Facharzt konsultieren (Psychiater, Psychologe). Evtl. müssen chemische Angst hemmende Medikamente gegeben werden.

Aphthen (Entzündungen der Mundschleimhaut): Die Bakterienbesiedlung im Mundraum ist gestört. Zugrunde liegt dieser Störung eine Fehlbesiedlung in Dünn- und Dickdarm, eine gewisse Abwehrschwäche sowie eine Nahrungsmittelallergie. Therapie: Ernährung optimieren, Abhärtung, Immunsystem stärken, auf Nahrungsmittelallergie untersuchen und entsprechende Nahrungsmittel meiden. Akut hilft oft Betupfen mit Myrrhentinktur oder Dynexan® (Gebiss-Druckstellen-Salbe).

Apoplex (Schlaganfall): Endstufe einer Krankheitsentwicklung. Sofort ins Krankenhaus. Bei chronischem Verlauf viel Krankengymnastik, Versuch mit Chelattherapie, Schlafplatzsanierung, Neuraltherapie.

Appendicitis (sog. Blinddarmentzündung): Hochgefährlich wegen Gefahr der Bauchfellvereiterung (Peritonitis). Ärztliche Abklärung unbedingt notwendig. Oft sinnvoll sind intensive Darmentleerung (sog. hoher Einlauf), Antibiotika, häufig Operation. Lokale Wärme unbedingt vermeiden.

Appetitlosigkeit, s. Anorexie.

Arteriosklerose (Gefäßverkalkung): s. auch Angina pect. und Apoplex: Ablagerungen in den Blutgefäßen, hauptsächlich durch zu viel tierisches Eiweiß in der Ernährung (Kap. 8). Danach zusätzlich Einlagerung von Cholesterin und Kalk in die Gefäßablagerung. Therapie: Ernährung optimieren, viel Bewegung, Chelatinfusionen. Medikamente helfen nur selten.

Arthritis (Gelenkentzündung): Eine akute Entzündung ist immer ein Ventil, über das der Körper die Giftstoffbelastung reduzieren will, auch bei der Gelenkentzündung. Deswegen ist eine allg. Entschlackung notwendig (Kap. 4,8). Zusätzlich homöopathische Entzündungsmittel (z.B.Traumeel®, Hewetraumen®) sowie lokal Umschläge mit Quark, essigsaurer Tonerde, Heilerde u.a. eventuell Blutegel. Siehe auch Hüft- bzw. Kniegelenks-Entzündung.

Arthrose (Gelenkdegeneration): Endstadium einer Entwicklung. Trotzdem hilft oft noch eine gute Gymnastik, Schwimmen im warmen Wasser, Einnahme von Chondroitin und Hyaluronsäure. Lokaler Behandlungsversuch mit Quaddeln ist sinnvoll.

Asthma: Allergische Erkrankung bei starker seelischer Belastung. Allergietest notwendig sowie Reduktion des Angstpegels durch gezielte Psychotherapie. Ernährung optimieren, Nahrungsmittelallergene strikt meiden. Meist ist ärztliche Behandlung notwendig. Kann aber auch meist ausgeheilt werden.

Autoimmunerkrankung: Der Körper greift sein eigenes Gewebe an. Zu den Krankheiten zählen besonders die Hashimoto-Thyreoiditis, die chron. Polyarthritis, evtl. Diabetes Typ I, die Multiple Sklerose (MS) und einige andere. Die Behandlung ist sehr schwierig. Neben dem Versuch mit Naturheilkunde ist meist fachärztliche Therapie notwendig.

Bechterew (auch Morbus B.): Entzündung der Wirbelsäulengelenke, anfangs meist im Lendenbereich, später auch Brust- und Halsbereich. Führt unbehandelt zur knöchernen Versteifung der gesamten Wirbelsäule. Gut zu behandeln mit spezieller Gymnastik (z.B. Kriechverfahren nach Knapp) sowie intensiver Entschlackungsbehandlung. Besonders der Bauch ist betroffen (Kap. 3,4,8). Bei frühzeitigem Beginn einer intensiven naturheilkundlichen Behandlung kann die Versteifung der Wirbelsäule vermieden werden.

Blasenentzündung (Cystitis): Bei Frauen häufig aufgrund der kurzen Harnröhre. Deswegen leicht Infektion mit Darmbakterien, hauptsächlich Coli. Kalte Füße, kaltes Gesäß oft als Auslöser. Behandlung mit Wärme (z.B. ansteigende Fußbäder), allgemeine Steigerung des Immunsystems (Abhärtung, Eigenblutbehandlung), Beseitigung einer immer vorhandenen Nahrungsmittelallergie sowie Darmsanierung erforderlich (Kap. 8,3,4). Der Darm liegt nur wenige Millimeter von der Blase entfernt. Als pflanzliche Medikamente wirken oft Extrakte der Bärentraubenblätter (z.B. Arctuvan®), der Berberitze, der Goldrute. Homöopathisch wird oft Cantharis D4-D6 gegeben. Trotzdem sind in vielen Fällen Antibiotika erforderlich. Die Häufigkeit von Blasenentzündungen kann durch die anfangs genannten Therapien stark vermindert werden.

Bluterguss: s. Hämatom

Bluthochdruck: s. Hypertonus

Borreliose: Borrelien sind Bakterien, die durch Zecken übertragen werden. Aber längst nicht jede Zecke ist gefährlich. Anfangs ist eine intensive Antibiotika-Behandlung fast immer sinnvoll. Trotzdem bleiben auch danach oft noch Beschwerden zurück. Diese sprechen auf eine intensive Entschlackungsbehandlung an (Kap. 4), vor allem, wenn zusätzliche Maßnahmen getroffen werden.

Diese sind u.a. Farblasertherapie, Medikamente aus Artemisia, Katzenkralle und Kardentinktur sowie homöopathische Borrelien-Nosoden, Gabe von sog. Phospholipiden aus tierischem Nervengewebe sowie eine Überwärmungstherapie. Die Behandlung ist immer schwierig und leider längst nicht immer erfolgreich.

Bronchitis: Im akuten Fall oft durch Viren ausgelöst. Behandlung ähnlich einer Grippe (s. dort). Zusätzlich Hustenmittel, z.B. Umckaloabo®. Bei chron. Bronchitis geschwächtes Immunsystem, Nahrungsmittelallergie, Überlastung von Bindegewebe und Lymphe (Kap. 3,4). Schleimlösende Medikamente, Senfmehlauflagen, trockenes Schröpfen, Quaddeln mit homöopathischen Medikamenten, allgemeine Entschlackung notwendig, evtl. gezielte Atemtherapie. Eigenblutbehandlung.

Cataract (grauer Star): Einlagerung von Salzen in die Linse und damit Linsentrübung. Degenerative Erkrankung. Naturheilkunde hilft sehr selten. Operation fast immer notwendig. Danach fast immer wieder gutes Sehen.

Coeliakie (Sprue): Entzündung der Dünndarmschleimhaut durch das Klebereiweiß des Getreides. Hauptsächlich in Brotgetreide (Weizen, Roggen, Dinkel) enthalten. Oft werden aber auch andere Getreide nicht vertragen. Hier hilft bisher nur der Verzicht auf die entsprechenden Getreideprodukte.

Colitis ulcerosa (blutende Dickdarm-Entzündung): Hochgradige Allergie auf Nahrungsmittel. Geschwächtes Immunsystem. Ausgeprägte seelische Belastung. Dementsprechend Ernährungsumstellung, Psychotherapie, Abhärtung, Immunsystem-Stärkung. Lokal Ozontherapie als Darmeinlauf.

Depression: Neben zeitweise notwendigen schulmedizinischen Antidepressiva ist eine gründliche Entschlackungskur immer notwendig. Besonders die Leber muss entlastet werden (Kap. 4). Immer liegt eine Nahrungsmittelallergie vor. In leichteren Fällen hilft Johanniskraut (Hypericum) oder pflanzliche Kombinationspräparate wie Neurapas balance®, Neurexan® u.a. Sport ist sehr sinnvoll. Singen hilft.

Diabetes mellitus, Typ I: Es liegt eine mangelhafte Insulinbildung zugrunde, die vielleicht durch eine Autoimmunstörung ausgelöst wurde. Hier hilft z.Zt. nur Insulin. Eine sehr disziplinierte Lebensführung ist notwendig.

Diabetes mellitus, Typ II: Die Insulinbildung hat sich im Laufe der Zeit erschöpft, häufig durch Essen von zu viel Süßem oder von zu großen Mengen. Essdisziplin und die weitgehende Reduktion von Kohlenhydraten in der Nahrung ist unbedingt notwendig. Dazu viel Bewegung sowie allgemeine Entschlackung, z.B. Mayr-Kur. Bei disziplinierter Mitarbeit des Patienten gibt es gute Erfolgsmöglichkeiten (Kap. 8).

Divertikulitis: Entzündung von kleinen Schleimhauttaschen im Dickdarm, besonders im letzten Teil. Im Prinzip meist recht harmlos, wenn frühzeitig behandelt wird. Sinnvoll ist regelmäßige Dickdarmspülung (Colon-Hydro-Therapie) zwei bis vier Mal im Jahr. Immer liegt eine Nahrungsmittelallergie vor, die behandelt werden muss. Gelegentlich sind Antibiotika oder eine Operation notwendig.

Durchfall: Ein akuter Durchfall ist eine gute Reinigung. Man sollte ihn mit giftresorbierenden Stoffen (z.B. Kohletabletten) behandeln, aber nicht unbedingt stoppen. Chronischer Durchfall hängt mit Nahrungsmittelallergien zusammen.

Die Darmschleimhaut, bes. im Dickdarm, ist geschädigt. Eine grundlegende Entschlackungstherapie ist notwendig (Kap. 4,8). Zusätzlich ist ein Schleimhautaufbau mit sogenannten Probiotika sinnvoll.

Dysmenorrhoe: s. Unterbauchkrämpfe

EBV (Epstein-Barr-Virus): Auch Mononukleose genannt. Übertragung durch Tröpfchen-Infektion von Mensch zu Mensch. Starke Halsentzündung. Antibiotika helfen selten. Therapie mit Halswickeln, homöopathische Medikamente (z.B. Tonsillopas®), Fiebersenkung mit Wadenwickeln oder lauwarmen Bädern (30°), Vitamin C-Infusionen, Bettruhe. Oft langwierig, deshalb konsequente Therapie notwendig.

Ekzem: Meist allergische Reaktion auf Nahrungsmittel. Oft ist eine detektivische Suche nach den auslösenden Stoffen notwendig. Die Haut dient als Ventil, weil die Ausscheidung über Leber und Niere unzureichend ist. Salbenbehandlung lindert meist nur wenig, Cortisonsalben schädigen auf Dauer. Kontaktekzeme entstehen meist durch Unverträglichkeit von lokal reizenden Stoffen auf der Haut. Hier hilft nur das Meiden des Kontakt-Stoffes.

Epicondylitis (sog. Tennis-Ellenbogen): Die betroffenen Stellen liegen auf dem Dickdarm- bzw. dem Dünndarm-Meridian der Akupunktur. Es liegen immer Darmstörungen vor, dazu Nahrungsmittelallergien sowie eine Lymphstörung im Halsbereich. Eine Lokalbehandlung nützt meist wenig. Eine gezielte Krankengymnastik neben Allergiebehandlung sowie Lymphbehandlung im Bauch- und Halsbereich sind notwendig.

Erschöpfung: Hier kommt alles zusammen. Immunschwäche, Allergien, Leberschwäche, Nierenschwäche, Verdauungsschwäche, Resorptionsstörung im Dünndarm, dadurch Mangel an Vitalstoffen, Vitaminen, Spurenelementen u.a. Dazu kommen seelische Probleme. Die Patienten werden oft nicht ernst genommen, weil man keine Organerkrankung findet. Alle Laborwerte, EKG, Ultraschall und andere Untersuchungen sind normal. Mit einer guten naturheilkundlichen Behandlung, die teilweise recht aufwändig sein kann, ist aber fast immer Hilfe möglich.

Erysipel (Wundrose): Eine z.T. hochfieberhafte gefährliche Erkrankung. Antibiotika sind fast immer notwendig. In der Nachbehandlung helfen oft Blutegel.

Fersensporn: Reizung unter der Ferse. Entstehung unklar. Oft hilft Hekla lava D6, 3x1 Tablette täglich. Lokal Auflage mit essigsaurer Tonerde.

Fissuren: Einrisse an den Fingern und Zehen, gelegentlich auch an den Handballen und Fersen. Ursache unklar. Im Winter häufiger. Mangel an Zink, Vitamin C, Vitamin D, Enzymen kommen in Frage, auch Nahrungsmittelallergien. Behandlung: Suche nach Mangelzuständen. Zinksalbe, Lebertransalbe, vitaminreiche Kost. Gelegentlich hilft Essen von reifer Ananas.

Furunkulose: s. Akne, nur noch viel schlimmer. Eine intensive Entschlackungstherapie ist notwendig. Nahrungsmittelallergien liegen immer vor. Lokal Ichtyol-Salbe 50%, zusätzlich Traumeel®, 3-5x20 Tropfen, evtl. Myristika D6 (s. Abszess)

Gallensteine: Sie entstehen durch Eindickung von Gallenflüssigkeit. Die Leber ist überlastet, eine Leberreinigung sinnvoll (Kap. 4). Nach bisherigen Erfahrungen gehen dabei die Gallensteine problemlos ab, wenn die Leberreinigung genau nach Vorschrift durchgeführt wurde.

Gastritis: Es handelt sich um eine Reizung, evtl. auch Entzündung der Darmschleimhaut. Diese kann viele verschiedene Ursachen haben. Akut ist es oft eine Mahlzeit oder ein Essen, das nicht vertragen wurde (z.B. zu viel durcheinander bei einer Feier). Bei chronischer Gastritis liegt häufig eine Nahrungsmittelallergie, eine Übersäuerung, eine Stress-Situation mit Überreizung des Sonnengeflechts (Solarplexus, auch Bauchhirn genannt), eine Besiedlung der Schleimhaut mit dem Bakterium Helicobacter vor oder eine ständige Überforderung durch vermehrtes oder falsches Essen aufgrund Toxinentwicklung im Dünndarm (Kap. 3, 4). Die beste Therapie besteht im Fasten. Dazu Wärmflasche, Kamillentee, Bittertropfen (stärken die Leber zur besseren Entgiftung), Basenpulver (z.B. Bullrichsalz®), Gemüsebrühe ohne feste Bestandteile. Grundsätzlich sollte eine Umstellung von Ernährung und Lebensweise erfolgen.

Gastroenteritis: s. Gastritis und Durchfall

Gedächtnisschwäche: Sehr vielseitige Ursachen. Kontrolle von Schlafplatz, Nahrungsmittelallergien, Vitamin- und Mineralhaushalt erforderlich. Möglichst Optimierung der Lebensführung. Häufig Neurologische Facharzt-Untersuchung, Röntgen, Computertomogramm o.ä. sinnvoll, um Durchblutungsstörungen u.a. aufzudecken, da gegebenenfalls eine völlig andere Therapie notwendig ist. Sehr schwierig zu behandeln. Bisher geringe Erfolgsaussicht.

Gelenkschmerzen: s. Arthritis

Gerstenkorn: Apis D30 2xtgl. oder Apis D4 stündlich helfen oft. Evtl. Injektion mit Procain an den Nervenaustrittspunkten (N. infra- oder supraorbitalis).

Gicht: Meist akuter Gelenkschmerz, der in vielen Fällen nach einer üppigen Mahlzeit, meist zusammen mit Alkohol, auftritt. Die Harnsäureausscheidung über die Niere wurde überfordert und durch den Alkohol behindert. Häufig familiäre Anlage. Colchicum (Herbstzeitlose) ist im akuten Zustand die Therapie der Wahl. Auf Dauer Allopurinol, um den Harnsäurewert niedrig zu halten. Ernährungsumstellung erforderlich. Lokale Therapie mit Eis, Umschlägen von essigsaurer Tonerde. Gut sind auch Baseninfusionen (Natriumbikarbonat).

Glaukom: Abflussstörung des Augenkammerwassers. Dadurch erhöhter Augeninnendruck. Soforttherapie beim Augenarzt mit drucksenkenden Augentropfen. Die Krankheit wird oft ausgelöst durch Störungen an den Oberkieferzähnen, den Nasennebenhöhlen, der mangelhaften Lymphentgiftung am Hals und im Kopf (Kap. 4). Mit sog. Störfeldbehandlung und Sanierung von Zähnen und Nasennebenhöhlen häufig gut zu beeinflussen. In der Naturheilkunde schwierig, aber durchaus auch mit Erfolg zu behandeln. In der Schulmedizin helfen nur ständiger Gebrauch von Augentropfen, gelegentlich eine Operation.

Globusgefühl: Gefühl eines (ständigen) Halsdrucks. Eine Schilddrüsenuntersuchung sollte erfolgen. Häufig handelt es sich um eine Lymphstörung am Hals (Kap 4), gelegentlich auch um eine seelische Überreaktion. Ein leichtes Beruhigungsmittel (Baldrian, Passionsblume o.ä.) ist häufig angebracht. Eine Injektion mit Procain an die Schilddrüse und zusätzlich in geringer Menge intravenös hilft oft. Insgesamt fast immer harmlos.

Grippe: Es handelt sich um eine Viruserkrankung. Deshalb helfen keine Antibiotika. Oft helfen homöopathische Mittel wie Aconit, Belladonna, Bryonia, Ferrum phosph., alle in D4-D6, evtl. stündlich. Gut sind die zahlreichen Komplex-Homöopathika. Gut ist auch Echinacin als Immunstimulans, 3 bis 5 Mal täglich 20 Tropfen. Bei Fieber helfen kalte Wadenwickel, lauwarme Teil- und Vollbäder (Temperatur 25 bis 30°), Lindenblüten- oder Holundertee und zahlreiche andere bewährte Hausmittel. Bei Fieber ab 40° ist die Konsultation eines Arztes meist sinnvoll. In letzter Zeit wird oft MMS empfohlen, mit dem wir gute Erfahrungen gemacht haben (siehe Internet unter MMS).

Gürtelrose (Herpes zoster): Erkrankung eines Rückenmarksnervs, fast immer einseitig. Der Hautausschlag heilt spontan fast immer innerhalb von zwei Wochen. Abdeckung mit Zinksalbe (z.B. Penatencreme) ist sinnvoll. Der sog. Zosterschmerz verschwindet bei 50% der Fälle ebenfalls spontan. Bei den anderen 50% bleibt er bestehen.
Mit homöopathischer Injektionstherapie in die Haut (Quaddeln) sowie

Injektionen an die betroffene Nervenwurzel neben der Wirbelsäule können die Schmerzen oft gelindert oder beseitigt werden. Je früher diese Behandlung beginnt, desto einfacher ist sie und desto eher tritt Erfolg ein.

Haarausfall (Alopecie): Bei Männern oft genetisch bedingt. Dagegen wurde bisher anscheinend kein Mittel gefunden. Bei den meisten anderen Patienten ist der Haarausfall ein Stoffwechselproblem, das durch Übersäuerung und Einlagerung von Schlacken in die Kopfhaut ausgelöst wird. Dadurch werden die Haarwurzeln geschädigt, und das Haar kann nicht mehr ausreichend ernährt werden. Versuch mit Bachblütentropfen lokal (D. Krämer/H. Wild: Neue Therapien mit Bachblüten 2, Ansata-Verlag, ISBN 3-7157-0127-7). Aufsuchen eines Hautarztes. Auf jeden Fall Test auf Nahrungsmittelallergie sowie Versuch der intensiven Lymphentgiftung. In der Schulmedizin wird gelegentlich mit Erfolg Alpecin® eingesetzt.

Halsentzündung: s. Angina tonsillaris

Hämatom: Bei einfachem Bluterguss nur Salbenverband mit Blutegel- oder Arnika-Salbe oder Umschlag mit essigsaurer Tonerde. Bei länger dauerndem Hämatom evtl. Punktion beim Arzt oder Blutegel, evtl. mehrfach. Arnika D4 dreimal täglich hilft zusätzlich.

Hämorrhoiden: Die Grundstörung liegt in der Leber. Deshalb Leberreinigung (Kap. 4). Lokal Salben und Zäpfchen, Allergietest, Darmsanierung, langsames Essen, Lymphentgiftung (Kap. 8).

Heiserkeit: Meist akute Halsentzündung. Halswickel mit Quark, Enelbin®, heißen Kartoffeln, dazu Laryngsan®. Klingt auch von allein ohne Therapie ab.

Hepatitis: Das ist keine Krankheit zur Selbstbehandlung. Unbedingt Arzt aufsuchen, evtl. sogar Facharzt für Verdauungskrankheiten.

Herpes simplex: (labialis und genitalis): Die Herpesviren leben ständig auf unserer Haut. Wenn wir im Gesundheitsgleichgewicht sind, dann merken wir nichts davon und sie schaden uns nicht. Durch äußere Reize (Schweinefleisch, Stress, starke Sonneneinstrahlung u.a.) wird die Abwehrkraft unserer Haut gemindert und die Viren führen zu einer Hautläsion, die später in eine Bläschenbildung übergeht. Das übliche schulmedizinische Medikament ist Zovirax als Tablette und Salbe. Manchmal hilft es. Aber es führt nicht zu einer Minderung weiterer Infekte. Ich selbst (und einige meiner Bekannten auch) habe sehr gute Erfahrungen mit dem Vitalstoffpräparat „Juice Plus" gemacht. Ich kann es nur empfehlen, da bei mir über zehn Jahre kein Medikament oder irgendeine Methode geholfen hat.

Herpes zoster: s. Gürtelrose

Herzschmerzen: s. Angina pectoris

Herzschwäche: Keine Selbstbehandlung. Arzt aufsuchen. Schulmedizinische Medikamente meist erforderlich. Unterstützung mit Crataegus und Strophantin unter ärztlicher Kontrolle. Optimierung der Lebensführung notwendig (Kap. 8).

Herzrhythmusstörung: Sehr schwierig zu behandeln. Wenig Erfolge mit Naturheilkunde. Versuch mit Coenzym Q 10, Carnitin, Vitamin C, Magnesium in Hochdosis täglich über mindestens vier Wochen. Wir haben damit recht gute Ergebnisse. Sonst müssen schulmedizinische Medikamente trotz Nebenwirkungen in Kauf genommen werden, auch evtl. Marcumar® zur Verminderung der Gefahr eines Schlaganfalls.

Hörsturz: Plötzlicher Hörverlust, meist einseitig. Man vermutet eine Art Infarkt des Innenohrs, also eine plötzliche erhebliche Durchblutungsstörung. Ohne Behandlung bleibt häufig eine Schwerhörigkeit bestehen. Auch Behandlungen helfen nicht immer. In der Schulmedizin gibt man Infusionen mit Cortison oder HAES®, einem Präparat zur

Blutverdünnung. In der Naturheilkunde verwendet man hochdosierten Sauerstoff, Störfeld-Injektionen zur Verbesserung der Lymphentgiftung, Farblaser und Ohrkerzen, alles, um die Durchblutung im Innenohr zu verbessern. Das gelingt auch oft dann noch, wenn in der Schulmedizin alle Möglichkeiten erschöpft sind.

Hüftgelenksentzündung: s. Arthritis. Die Entzündung hängt sehr häufig mit dem Dickdarm zusammen, rechts mit dem Blinddarm, links mit dem sog. Sigma. Eine Darmreinigung (Colon-Hydro-Therapie) sowie sog. Störfeldinjektionen an den entsprechenden Dickdarmteil sind neben allgemeiner Entschlackung notwendig. Gelegentlich helfen auch Blutegel.

HWS-Syndrom: s. Zervikalsyndrom®

Hyperthyreose (Schilddrüsen-Überfunktion, M. Basedow): Keine Selbstbehandlung. Unbedingt einen Arzt aufsuchen. Schulmedizin erforderlich. Häufig liegt eine Jod-Überempfindlichkeit vor.

Hypertonus (Bluthochdruck): Der Blutdruck entsteht durch den Druck, den das Herz aufwenden muss, um das Blut durch die Arterien bis in die Kapillaren zu pressen. Verengen sich diese Gefäße, dann braucht das Herz mehr Druck und der Blutdruck steigt. Die Gefäßverengung kommt z.B. durch Verkrampfung (Spasmus) zustande. Lässt diese Verkrampfung nach, dann sinkt der Blutdruck wieder. Durch die heutige Lebensweise, besonders durch zu viel Eiweiß in der Nahrung, kommt es zu Ablagerungen in der Innenhaut der Blutgefäße, der sog. Intima. Dadurch wird der innere Durchmesser der Blutgefäße vermindert und das Herz muss mehr Druck aufwenden, um eine ausreichende Versorgung der Organzellen mit Sauerstoff und Nahrungsstoffen zu gewährleisten. Somit sind die Ablagerungen die Auslöser des erhöhten Blutdrucks. Die heutigen Medikamente sind zwar wichtig, um den Blutdruck zu senken. Sie wirken aber nicht kausal.

Durch reduzierte Eiweißernährung, Ausdauersport und insgesamt gesunde Lebensweise gelingt es oft, den Blutdruck ohne Medikamente zu senken, vor allem, wenn die Erhöhung noch nicht lange besteht. Der Endzustand dieser Ablagerung ist die Arteriosklerose (s. oben). Diese behandelt man am besten mit Chelat-Infusionen.

Hypothyreose (Schilddrüsen-Unterfunktion): Es wird zu wenig Schilddrüsenhormon gebildet. Eine fachärztliche Untersuchung ist notwendig, um übergeordnete Störungen zu finden. Evtl. lebenslange Hormonsubstitution. In der Naturheilkunde kann man mit Entschlackung, Anregung der Lymphentgiftung im Halsbereich, Ausschaltung von Zahnherd-Störungen und Gabe pflanzlicher oder homöopathischer Mittel (z.B. Lycoaktin®, Strumeel®, Thyreologes® u.a.) gelegentlich eine Besserung erreichen, wodurch die ständige Gabe von Schilddrüsenhormon überflüssig wird.

Hypotonie (Blutunterdruck): Bei einem gesunden Menschen ist der Blutdruck häufig niedrig. Erst wenn Kreislaufstörungen auftreten, ist eine Behandlung angezeigt. Ansteigende Fußbäder mit Fußreflexzonentherapie, Kneipp´sche Güsse, Sauna, Ausdauersport, Behandlung von Nahrungsmittelallergien, Stabilisierung des Sonnengeflechts im Oberbauch, z.B. durch Psychotherapie, und eine Reihe anderer Verfahren haben sich gut bewährt.

Die Störung ist im Allgemeinen harmlos, manchmal aber lästig. Als Medikament hat sich Korodin® bewährt (Kap. 8).

Infektanfälligkeit: Das Immunsystem ist geschwächt. Da die Immunzellen zu 70 bis 80% im Darm, besonders im Dünndarm, gebildet werden, muss die Therapie auch im Darm ansetzen (Kap. 3,4,8). Die Therapie besteht aus folgenden Bestandteilen: langsames Essen, gutes Kauen. Ausreichend Bewegung, wenigstens 30 Minuten täglich, Abhärtung. Erreichen seelischer Harmonie, am einfachsten durch Singen. Test auf Nahrungsmittelallergien. Eigenblutbehandlung. Gabe von Spenglersan G®, häufig auch Spenglersan A®. Anregung der Hauptentgiftungsorgane Leber und Niere durch Bittermittel (z.B. Bitterkraft®) und Wärmflasche bzw. durch Fußreflexzonentherapie und ansteigende Fußbäder.

Ischialgie: Nervenschmerz, vom Rücken in ein oder beide Beine ziehend**.** Ursache sind gelegentlich Störungen am Rücken, aber viel häufiger Störungen im Bauch (Kap. 3,4). Eine intensive Bauchbehandlung, z.B. Mayr-Kur, evtl. verbunden mit der sog. Störfeldtherapie, ist sehr häufig erfolgreich. Eine Spinalkanalstenose sollte bei älteren Menschen mit CT ausgeschlossen werden.

Juckreiz: Entsteht durch zu viel Histamin. Ist aber ein Leberproblem, weil der Histamin-Stoffwechsel von der Leber gesteuert wird (Kap. 4). Eine Entlastung der Leber ist erforderlich. Abreibung mit Essigwasser oder Einnahme von ACC (Hustenmittel) helfen oft.

Keuchhusten (Pertussis): Kinderkrankheit. Im Säuglingsalter gefährlich, deswegen evtl. Impfung. Übertragung durch Tröpfcheninfektion. Hustenlinderung auch mit Codein sinnvoll, sonst Brustwickel, Hustensaft, Frischluft, Höhenluft. Pflanzliche Extrakte von Efeu und Thymian helfen oft.

Klimakterium (Wechseljahrbeschwerden): Meist leichte Hormonstörung. Gute Behandlung mit Fasten, Darmsanierung, Entschlackung, Kneipp´schen Güssen. Homöop. mit Sanguinaria D4, pflanzlich mit Cimicifuga.

Kniegelenksentzündung: Wenn kein akuter Unfall vorliegt, dann ist oft der Dickdarm an Auslösung und Unterhaltung der Entzündung mitbeteiligt, und zwar rechts der Blinddarm, links das Sigma (s. auch Hüftgelenksentzündung). Sanierung des Dickdarms, sog. Störfeldtherapie an den jeweiligen Darmteil sowie oft auch an die Oberschenkel-Schmerzpunkte sind notwendig. Lokal Umschläge mit essigsaurer Tonerde, evtl. Blutegel.

Konjunktivitis (Bindehautentzündung): Reizung durch Sonnenlicht, Chlorwasser, Schnupfen, Nasennebenhöhlenentzündung, Reizgase u.a. Therapie mit Kamillenauflagen, Apis D4 stündlich, Schonung der Augen, Augentropfen. Meist harmlos, evtl. Augenarzt aufsuchen.

Kopfschmerzen: Meist durch Toxinstau im Kopf ausgelöst**.** Eine allgemeine Entgiftungsbehandlung, bes. des Lymphsystems am Hals, ist erforderlich (Kap. 3,4,8). Schmerztabletten sind nur eine Notlösung. Zähne, Nasennebenhöhlen, Fehlstellung des obersten Halswirbels (Atlas), Nahrungsmittelallergie können als zusätzliche Auslöser in Frage kommen.
Krebs: s. Kap. 6

Leberkrankheiten: s. Hepatitis

Leukämie: s. Kap. 6. Kann hier nicht extra besprochen werden, da der Rahmen des Buches gesprengt würde.

Lumbago: Ähnlich Ischialgie. Hauptsächlich durch Störungen des Lymphsystems des Dünndarms hervorgerufen. Deswegen Darmsanierung (Kap. 3,4,8). Gut hilft oft eine intensive Rückenschule, da auf diese Weise auch das Bauchlymphsystem verbessert wird. Als pflanzliches Medikament hilft oft Teufelskralle, wirkt aber nicht kausal.

Lungenentzündung: Muss in der heutigen Zeit antibiotisch behandelt werden, da u.U. Lebensgefahr. Früher machte man Senfauflagen und Trockenschröpfungen. Ärztliche Therapie unbedingt erforderlich.

Lupus erythematodes: Sehr schwer zu behandeln. Schulmedizin meist erforderlich. Mit einem großen Spektrum an naturheilkundlichen Entgiftungs- und Ausleitungstherapien kann daneben eine Besserung und somit Verminderung der schulmedizinischen Medikamente erreicht werden.

LWS-Syndrom: s. Lumbago

Maculadegeneration: Diese nimmt in den letzten Jahren ständig zu. Es handelt sich um eine degenerative Durchblutungsstörung der zentralen Netzhaut. Deswegen muss dort die Durchblutung intensiv verbessert werden. In der Schulmedizin nimmt man Lucentis-Injektionen und erreicht gelegentlich einen Stillstand der Erkrankung. In der Naturheilkunde versucht man die Ursache der Krankheit, die allgemeine Verschlackung, zuerst anzugehen (Kap. 4). Dann bemüht man sich um eine Verbesserung der Lymphe im Augenbereich und reichert zusätzlich das Blut mit Sauerstoff, Vitaminen, Spurenelementen und Mineralstoffen an. Gut hat sich zusätzlich eine Farblasertherapie bewährt.

Magengeschwür: Kommt durch Helicobacter zustande. Üblicherweise ist eine ärztl. sog. Triple-Therapie sinnvoll. Danach Entgiftung und Darmsanierung (Kap. 3,4,8).

Masern: Kinderkrankheit, gelegentlich schwerer Verlauf mit Mittelohrentzündung, evtl. sogar Meningitis. Heute wird sehr frühzeitig geimpft. Früher hat man beobachtet, dass Kinder durch eine überstandene Maserninfektion einen deutlichen Entwicklungsschub erhielten. Auch ihr Immunsystem wurde deutlich stabiler. Das entfällt heute durch die Impfung weitgehend. Kann gut mit Wadenwickeln, lauwarmen Bädern, Lindenblütentee und homöopathischen Grippemitteln (s. Grippe) behandelt werden.

Meteorismus: s. Verdauungsschwäche

Migräne: Zu 90% sind Frauen betroffen. Man unterscheidet eine hormonelle Migräne, bei der die Kopfschmerzen in Zusammenhang mit der Regel auftreten, von einer Magen-Darm-Migräne, hauptsächlich durch Nahrungsmittelallergien sowie Gärung im Dünndarm und Belastung der Bauchlymphe. Dazu gibt es die sehr häufige Mischform. Bei der hormonellen Migräne beginnt der Kopfschmerz im Nacken- oder Stirnbereich oft zusammen mit Augenflimmern. Die Magen-Darm-Migräne beginnt meist einseitig rechts oder links, geht mit Übelkeit, z.T. Erbrechen einher und tritt unabhängig von der Regel auf. Die Mischmigräne enthält alles. Eine schulmedizinische Therapie gibt es fast nur mit Medikamenten.

In der Naturheilkunde hat man sehr gute Behandlungsmöglichkeiten: ansteigende Fußbäder mit Fußreflexzonentherapie, Behandlung von Nahrungsmittelallergien, Behandlung des Bauchraumes (z.B. Mayr-Kur), Lymphbehandlung in Bauch, Hals, Kopf, Pestwurzpräparate, Komplexhomöopathika (z.B. Migränetropfen® von Hevert) u.a. Bei konsequenter Behandlung ist es meist möglich, die Migräne deutlich zu lindern oder zu beseitigen. Denn die Ursache liegt wohl im Wesentlichen in einem Toxinstau im Kopf, wie bei den Kopfschmerzen (s. dort).

Milchschorf: Zugrunde liegt eine Nahrungsmittelallergie, besonders auf Milch, häufig auch auf andere Nahrungsmittel. Ein entsprechender Test ist erforderlich. Solange gestillt wird, muss auch die Mutter die entsprechenden Nahrungsmittel meiden.

Mononukleose: s. EBV

Morbus Basedow: s. Hyperthyreose

Morbus Meniere: Erbrechen, Schwindel und Ohrgeräusche sind die drei Hauptbeschwerden. Auch hier müssen die Gesamtentgiftung, Verbesserung des Lymphsystems an Bauch, Hals und Kopf, Untersuchung auf Herde an Zähnen, Mandeln, Nasennebenhöhlen durchgeführt werden (Kap. 3,4). Bei konsequenter Therapie gute Besserungsmöglichkeiten. Schulmedizinisch wird meist ein Antihistaminikum (z.B. Vasomotal®) mit recht gutem Erfolg und geringen Nebenwirkungen eingesetzt.

Morbus Parkinson: Kaum Chancen mit Naturheilkunde. Fast immer müssen Dopamin-Antagonisten eingesetzt werden. Eine Besserung des Allgemeinbefindens ist bei konsequenter Naturheilkunde-Therapie aber auch möglich.

Multiple Sklerose: Es handelt sich um eine Autoimmunerkrankung, bei der das Nervensystem vom körpereigenen Immunsystem angegriffen und auf Dauer zerstört wird. Eine intensive Behandlung des Bauchraumes mit vorsichtiger, aber trotzdem intensiver Entschlackung sowie eine Stärkung der Entgiftungsorgane helfen oft weiter (Kap. 3,4,8). Im akuten Stadium muss oft hochdosiert Cortison eingesetzt werden.

Mumps: Kinderkrankheit. Entzündung der Ohrspeicheldrüse. Meist harmlos. Gelegentlich bei Jungen Hodenentzündung, die intensiv ärztlich behandelt werden muss. Deswegen wird heute für alle eine Impfung empfohlen, obwohl die Ansteckungsrate nur bei ca. 20 Prozent liegt. Behandlung mit heißen Packungen. Trockenes Brot kauen. Bettruhe. Homöopathisch wird gern Plumbum D6, 3 x 1 Tablette, gegeben.

Mundtrockenheit: Gelegentlich rheumatische Ursache (Sjoegren-Syndrom). Viel häufiger ist eine Lymphstörung im Hals, die wieder mit der Lymphstörung im Bauch zusammenhängt (Kap. 3,4). Also muss erst die Störung im Bauch und dann die Störung im Hals behandelt werden. Gelegentlich liegt eine Hormonschwäche vor, die mit Hormongaben behandelt werden muss.

Neuralgien: Neuralgien sind Nervenschmerzen. Diese treten hauptsächlich bei Ernährungsstörungen der Nerven auf und können verschiedene Ursachen haben:
⇒ mechanischer Druck
⇒ Vitaminmangel
⇒ Störung der Ernährung über die giftbelastete Lymphe.
Die unterschiedlichen Ursachen müssen gefunden und gezielt behandelt werden, wobei besonders die Lymphbehandlung sehr wichtig ist (Kap 3,4).

Neurodermitis: Fast immer handelt es sich um Nahrungsmittelallergien. Diese müssen exakt herausgefunden und therapiert werden. Man muss teilweise wie ein Detektiv vorgehen und auch u.U. verschiedene Testmethoden anwenden. Äußerlich sind

Harnstoffsalben oder Umschläge bzw. Einreibungen mit Eigenurin oft lindernd.

Nierensteine: Ausfällung von Mineralstoffen im Urin, der meistens zu sauer ist. Mit Uralyt-U® gelingt eine Urinalkalisierung. Eine urologische Therapie zur Steinentfernung ist oft notwendig.

Obstipation: Die Darmmuskulatur ist müde. Der Stuhlgang ist oft zu hart, weil zu wenig getrunken wurde. Der ganze Darm mit seinem Lymphsystem muss wieder in Ordnung gebracht werden. Dazu hilft häufig eine Mayr-Kur (Kap. 3,4,8). Auch die Anregung der Leber, die dann vermehrt Gallenflüssigkeit ausschüttet, kann wirksam sein. Sanfte Abführmittel wie Proderit®, Laxoberal®, Agiolax®, indische Flohsamen sind gute Präparate. Auch Bauchmuskeltraining kann helfen.

Ödeme (Wasseransammlungen in den Beinen)**:** Es gibt drei Hauptursachen:

– Herzschwäche: Das Herz ist nicht mehr in der Lage, das Blut aus den Beinen nach oben zu pumpen. Therapeutische Behandlung der Herzschwäche.

– Krampfadern (Varizen): Die Venen in den Beinen sind erweitert. Das Blut staut sich und die Blutflüssigkeit tritt in das Gewebe aus. Therapie: Stützstrümpfe.

– Magen-Darm-Probleme zusammen mit Nahrungsmittelallergien: Dieses Problem ist sehr häufig, u.U. verbunden mit Herzschwäche und Krampfadern. Die Störung im Bauch muss vermindert werden (Kap.3,4,8).

Ohrgeräusche: Die Ursache ist oft unklar. Vermutlich sind es ganz feine Ablagerungen im Innenohr. Die üblichen Behandlungen helfen selten. Mit Lymphbehandlung (Kap. 4,8) im Halsbereich und am obersten Halswirbel (Atlas) kann oft eine Besserung erreicht werden.

Osteoporose: Die Ursache der O. ist eine Übersäuerung, nicht der Kalziummangel. Die Übersäuerung entsteht im Dünndarm im Zusammenhang mit Gärung und Fäulnis.

Da im Organismus eine Übersäuerung zu einer Stoffwechselblockade führt, müssen überschüssige Säuren durch Basen abgefangen werden. In den Knochen liegen viele Basen in Form der Mineralstoffe, hauptsächlich Kalzium und Magnesium, bereit, die zur Neutralisation überschüssiger Säuren benutzt werden. Aus Säuren und Basen bilden sich Salze, die im Körper abgelagert werden. So entstehen Arthrosen, Verkalkungen der Blutgefäße (Arteriosklerose) und Ablagerungen an der Wirbelsäule. Mit schulmedizinischer Therapie muss das Risiko eines Knochenbruchs vermindert werden. Durch disziplinierte Lebensweise kann es gelingen, die Übersäuerung zu vermindern und den Knochen wieder aufzubauen (Kap.3,4,8). Eine spezifische Therapie in der Naturheilkunde gibt es nicht. Es gelingt aber, eine Verschlimmerung zu vermeiden. Oft baut sich der Knochen auch bei einer optimierten Lebensweise wieder auf.

Otitis media (Mittelohrentzündung): Meist in Zusammenhang mit Schnupfen bzw. einer Erkältung. Die Tube, eine Verbindung zwischen Nase und Ohr, ist verstopft. Dabei können sich Bakterien im Ohr entwickeln und eine Entzündung verursachen. Am besten hilft ein Antibiotikum. In der Naturheilkunde verwendet man Notakehl®-Tropfen äußerlich und gibt z.B. Otowoven® innerlich. Das Ohr wird mit einer Zwiebelscheibe bedeckt und warm gehalten. Bei häufigen Mittelohrentzündungen muss das Immunsystem verbessert werden.

Dazu ist eine Darmsanierung erforderlich sowie eine Behandlung der immer vorhandenen Nahrungsmittelallergie.

Pankreatitis: Bei akuter P. wegen Lebensgefahr sofort ins Krankenhaus. Bei chronischer P. muss eine intensive Entgiftung, Darmsanierung und Wiederaufbau der Funktion der Bauchorgane durchgeführt werden (Kap. 3,4,8). Zusätzlich ist meist die Gabe von Pankreasenzymen hilfreich sowie von homöopathischen Komplexmitteln (z.B. Collinsonia Oplx®).

Parkinson: s. M. Parkinson

Parodontose (Zahnbetterkrankung)**:** Die P. ist eine Allgemeinerkrankung, die sich im Mund besonders deutlich zeigt. Dahinter stecken Verschlackung, Belastung des Lymphsystems und gravierende Darmprobleme (Kap. 3,4). Zusätzlich besteht immer eine Nahrungsmittelallergie. Entsprechend muss auch die Therapie gestaltet werden. Die Lokalbehandlung beim Zahnarzt ist nur eine Notlösung. Zur Eigenbehandlung nimmt man Schlämmkreide und macht Spülungen mit Myrrhentinktur. Nachts legt man Salbeiblätter auf. Hilfreich ist auch die Einnahme von Symbioflor® I, das man möglichst lange im Mund behält und so auf die Schleimhaut einwirken lässt. Durch langsames Essen, gutes Kauen und vitaminreiche Kost verbessert man insgesamt den Stoffwechsel und vermindert die Giftstoffbildung, die letztlich zur P. geführt hat (Kap.8).

Pertussis: s. Keuchhusten

Pneumonie: s. Lungenentzündung

Polyarthritis: s. auch Arthritis. Bei der P. handelt es sich um eine Autoimmunerkrankung (s. auch dort). Diese wird durch Störungen im Darm ausgelöst und ist sehr schwierig zu behandeln. Wir benutzen mit gutem Erfolg eine Eigenblutvariante der Firma Vitorgan (Desensibilisierung und Hydrolysat). Die Lebensführung muss optimiert werden (Kap. 8). Es liegt auch immer eine Nahrungsmittelallergie vor. Krankengymnastik und entzündungshemmende Medikamente, evtl. sogar Cortison, sind fast immer notwendig. Meist muss das ganze Spektrum naturheilkundlicher Therapie eingesetzt werden.

Polyneuropathie: Es handelt sich um eine Mangelernährung und daraus entstandene Degeneration von

Nerven, hauptsächlich der Beine. In der Schulmedizin gibt es z.Zt. keine erfolgreichen Behandlungsmöglichkeiten. Anders ist es in der Naturheilkunde. Wir führen eine Entschlackungstherapie durch, einen Test auf Nahrungsmittelallergien, geben ansteigende Fußbäder und eine Fußreflexzonentherapie, vermindern die fast immer vorhandene Übersäuerung im Darm durch eine Ernährungsumstellung. Als Medikamente geben wir Infusionen mit Alphaliponsäure, Injektionen von Vitamin B1, B6, B12 und führen sog. Störfeldinjektionen im Bauch und an den Beinen durch. Die Ergebnisse sind im Allgemeinen gut bei konsequenter Durchführung der Therapie.

Prostata-Adenom: Das Prostata-Adenom ist eine gutartige Vergrößerung der Prostata, die beim älteren Mann im Zusammenhang mit einer Hormonumstellung ca. ab dem 50. Lebensjahr auftritt. Mit Sägepalmen-, Brennnessel- und Kürbiskernpräparaten lässt sich die Entwicklung verzögern, selten ganz aufhalten. Trotzdem sollten sie eingenommen werden. In der Schulmedizin werden mit noch besserem Erfolg Alpharezeptorenblocker eingesetzt, allerdings mit gewissen, meist erträglichen Nebenwirkungen. Bei starken Beschwerden ist eine Operation (z.B. TUR), eine Überwärmung oder eine Lasertherapie sinnvoll.

Prostatitis: Die Prostatitis ist eine Entzündung der Prostata. Diese kann durch Kälte oder eine Infektion ausgelöst werden. Am besten ist meist eine urologische Behandlung. Zusätzlich kann man heiße Sitzbäder, entzündungshemmende Zäpfchen (z.B. Ichtyol-Spp) und Komplexhomöopathika (z.B. Pascosabal®, Prostasyx® u.a.) einsetzen.

Pruritus: s. Juckreiz

Pseudokrupp: Infekt der oberen Luftwege bei Kindern bis ca. vier Jahren, später selten. Dabei z.T. hochgradige Luftnot. Gut ist feuchte Frischluft. Im akuten Fall Cortisonzäpfchen für Kinder. Mit Spongia D6, 1 Tablette tgl. über 6 Monate lässt sich häufig ein Rezidiv verhindern.

Psoriasis (Schuppenflechte): Familiär gehäuft. Aber die Gene sind nur ein Teil. Der andere Teil liegt in einer Nahrungsmittelallergie. Wenn alle Allergene gefunden und vermieden werden, dann verschwindet meist auch die Psoriasis. Natürlich muss man zusätzliche Belastungen wie Amalgam in den Zähnen auch entfernen, den Schlafplatz optimieren, die seelische Harmonie wieder herstellen.

Pyelonephritis (Nierenentzündung): Ein Antibiotikum muss am Anfang immer eingesetzt werden. Die Ursache für die P. liegt aber meist in einem gestörten Immunsystem und damit im Darm. Die Nieren sind nur wenige Millimeter vom Darm entfernt. Also müssen die Darmsanierung und der Aufbau eines guten Immunsystems im Vordergrund stehen (Kap. 3,4,8).

Reflux-Krankheit: Diese Krankheit ist eine neue Erfindung, weil den Ärzten nicht klar ist, dass die Ursache in einer allgemeinen Übersäuerung liegt (Kap. 3). Also muss man die Esskultur verbessern, auf Nahrungsmittelallergien untersuchen und die gefundenen Allergene meiden. Bei richtiger Nahrungsauswahl, guter Esskultur und Meiden von magenreizenden Stoffen wie Kaffee, Alkohol, scharfen Speisen und Getränken kann man die sog. „Refluxkrankheit“ gut ausheilen. Häufig hilft ein Säure-Neutralisator wie Bullrich vital® oder Froximun®. Ein Säureblocker (z.B. Omeprazol) ist nur am Anfang, später selten notwendig. Allerdings wirkt oft auch Stress ungünstig auf den Magen, sollte also auch möglichst vermindert werden.

Reisekrankheit: Es ist eine Überempfindlichkeit des Gleichgewichtsorgans. Gut helfen Betahistin®, ein Histaminpräparat und das homöopathische Mittel Vertigoheel.

Restless legs (unruhige Beine): Bei dieser Störung kann man die Beine nicht still halten, besonders nachts.

In erster Linie liegt eine Übersäuerung vor, der wiederum eine Gärung zugrunde liegt. Also muss zuerst der Darm in Ordnung gebracht werden (Kap. 3). Außerdem ist das Lymphsystem gestört (Kap. 4). Die übliche Therapie mit Dopamin, einem Parkinsonmittel, ist nur eine Notlösung. Eine allgemeine Entschlackungs- und Entsäuerungstherapie, verbunden mit Störfeldinjektionen an Bauch und Beinen, kann auch diese Störung gut bessern, evtl. ausheilen.

Rhagaden: s. Fissuren

Röteln: Sie sind eine harmlose Erkrankung für Männer und für alle Frauen außerhalb der Frühschwangerschaft. Heute werden die meisten Mädchen frühzeitig dagegen geimpft. Das ist auch nicht verkehrt. Eine Behandlung ist fast nie notwendig.

Scharlach: Ist heute fast immer harmlos, obwohl die Krankheit bis ca. 1950 sehr gefürchtet war. Zugrunde liegt ein Streptokokken-Infekt der Mandeln, der zu einer Angina tonsillaris (s. dort) führen kann. Heute nimmt man meistens Antibiotika, nachdem durch einen Abstrich (sog. Streptest) Streptokokken auf den Mandeln festgestellt wurden. Aber längst nicht jeder Nachweis von Streptokokken ist mit Scharlach verbunden. Man fördert auf diese Weise bei Patienten die Angst. Homöopathisch lassen sich derartige Infekte oft mit Notakehl®-Tropfen lokal und Belladonna D4, stündlich fünf Tropfen, gut behandeln.

Schilddrüsen-Erkrankungen: s. Hyper- und Hypothyreose. Dazu kommt in der heutigen Zeit zunehmend die sog. Autoimmunthyreoiditis Hashimoto. Bei dieser Krankheit wird allmählich die Schilddrüse durch das eigene Immunsystem zerstört. Die Ursache ist bisher nicht klar. In der Schulmedizin gibt man Schilddrüsenhormone und Selen. Damit lässt sich der Prozess meist stoppen. Naturheilkundliche Therapien sind bisher noch im Versuchsstadium.

Schlafstörung: Dieses Problem ist sehr schwer zu lösen, weil es viele bekannte und andererseits auch viele bisher unbekannte Ursachen gibt. Die üblichen Schlaftabletten sind nur eine Notlösung und sollten nicht über längere Zeit genommen werden. Häufig hilft Melatonin in einer Dosis ab drei Milligramm. Melatonin ist das Schlafhormon, das der Körper selbst herstellt, sobald es anfängt, dunkel zu werden. Durch das elektrische Licht werden die natürlichen Rhythmen verschoben und das natürliche Schlafbedürfnis oft übergangen. Wenn Sorgen, Konflikte, Ängste vorliegen, dann muss natürlich erst dort eine Lösung versucht werden. In der Naturheilkunde verwendet man häufig Baldrian, Passionsblume, Hopfen, gelegentlich auch Johanniskraut.

Es gibt eine Vielzahl von Präparaten auf dem Markt. Auch autogenes Training, Yoga, Meditation, Tiefenentspannung können helfen, häufig auch eine Wärmflasche auf dem Bauch (Beruhigung des Sonnengeflechtes, des sog. Bauchhirns).

Schmerzen: Schmerzen sind Warnhinweise. Man soll nach der Ursache suchen und nicht nur Schmerztabletten nehmen. Schmerzen sind wohl immer Ernährungsstörungen von Nerven. Deshalb muss man sich fragen, welche Ursachen zu einer derartigen Störung geführt haben. Das kann eine mechanische Ursache sein, z.B. eine Quetschung. Der Schmerz durch einen Wespenstich hat eine toxische Ursache. Eine Polyneuropathie (s. dort) hängt teilweise mit einem Vitaminmangel zusammen. Beinschmerzen werden oft durch eine Übersäuerung ausgelöst. Bei Rückenschmerzen werden die Rückenmarksnerven anscheinend nicht mehr genügend über das Lymphsystem versorgt. Ähnlich ist es bei Schmerzen der Halswirbelsäule. Kopfschmerz und Migräne hängen u.a. mit einer mangelhaften Lymphentgiftung im Hals zusammen. Man könnte noch viel dazu schreiben. Das Meiste lässt sich aber aus den Kap. 3,4 ersehen. Mit der Therapie (Kap. 8) lassen sich viele Probleme auf einfache Weise lösen.

Schnupfen: Schnupfen ist in erster Linie eine Ausleitung von Schadstoffen aus den Nasennebenhöhlen. Er ist zwar oft lästig, sollte aber auch als Freund begrüßt werden. Man kann ihn gut mit Salzspülungen der Nase behandeln. Olbas® oder japanisches Heilpflanzenöl führen zur kurzzeitigen Verstärkung, aber auch zu einer Abkürzung der akuten Phase. Die üblichen abschwellenden Nasentropfen braucht man nur bei starker Schwellung, die auf die vorgenannten Behandlungen nicht besser werden. Nur selten werden Antibiotika gebraucht. Das Immunsystem sollte gestärkt werden und auch die Abhärtung, damit die Empfindlichkeit auf Kälte nachlässt (Kap. 8). Gut helfen zusätzlich homöopathische Mittel wie Sinfrontal®, Sinusitis Hevert® u.a. Die meisten Apotheken haben davon große Vorräte.

Schwindel: Das Gleichgewichtsorgan im Innenohr ist gestört. Die Ursachen liegen oft in einer allgemeinen Verschlackung, in der mangelhaften Lymphentgiftung am Hals (Kap. 4), in Zahn-, Mandel- oder Nebenhöhlenherden oder auch in einer Fehlstellung des obersten Halswirbels, des Atlas. Der akute Schwindel durch Alkohol, bei allgemeiner Übelkeit, durch Abgase u.a. hängt mit einer akuten Vergiftung zusammen. In vielen Fällen hilft z.B. Vomex A® oder das homöopath. Mittel Vertigoheel®. Sollten diese Mittel nicht ausreichend bessern, dann sollte ein Arzt aufgesucht werden.

Sodbrennen: s. Refluxkrankheit

Sonnenallergie: Bisher ungeklärte Ursache. Wird aber anscheinend durch chemische Stoffe in Kosmetika, Medikamenten, Sonnenschutz-Cremes, vielleicht Nahrungsmittel-Zusatzstoffen und durch einige Pflanzen ausgelöst. Eine exakte Suche sollte durch Kontakttestung vom Hautarzt durchgeführt werden. Im akuten Fall Calcium als Injektion, notfalls auch Cortison. Homöopathisch wird Acid fluor. D6 empfohlen.

Tennisellenbogen: s. Epicondylitis

Thrombophlebitis (Venenentzündung, meistens an den Beinen): Anfangs hochgefährlich, da sich daraus eine Lungenembolie entwickeln kann. Deshalb unbedingt einen Arzt aufsuchen. Ist das akute Stadium vorbei, dann kann gut mit Blutegeln behandelt werden (s. auch Erysipel, Ulcus cruris). Bei einer einfachen Venenentzündung helfen Umschläge mit essigsaurer Tonerde. Aber die Unterscheidung zwischen hochgefährlich und unbedenklich sollte ein Arzt treffen.

Tinnitus: s. Ohrgeräusche

Tonsillitis: s. Angina tonsillaris

Trigeminusneuralgie: s. auch Neuralgien, Schmerzen, Ischialgie. Die Ursache ist eine Ernährungsstörung der Nerven, oft ausgelöst durch eine mangelhafte Lymphentgiftung am Hals. Auch ein Zahn- oder Mandelherd kann dahinter stecken. Eine allgemeine Entschlackung ist fast immer notwendig (Kap. 3,4). Mit konsequenter Behandlung ist sehr häufig eine gute Besserung erreichbar. Schmerzmedikamente sollten nur im Notfall genommen werden.

Trockene Augen: Diese Störung hängt häufig mit einer mangelhaften Lymphentgiftung im Hals zusammen. Allerdings muss erst die Lymphe des Bauchraumes ausreichend behandelt werden. Sonst kann die Halslymphe nicht genügend reagieren (Kap. 4). In der Schulmedizin wird nur mit Augentropfen behandelt, weil der Zusammenhang mit dem Lymphsystem nicht bekannt ist. Die Störung ist zwar lästig, aber meist harmlos.

Übelkeit: Entsteht meistens durch Toxine, vor allem im Bauchraum. Aber auch in Zusammenhang mit Schwindel bei übermäßigen Kopfbewegungen durch Störungen des Gleichgewichts. Gut helfen oft die Medikamente MCP, Vomex A®, homöopathisch Vertigoheel® bzw. Vomitusheel®. Morgendliche Übelkeit hängt damit zusammen, dass die

Nahrung vom Abend in Zersetzung und damit Giftstoffbildung übergegangen ist. Vermeiden der Giftstoffbildung und Besserung der Esskultur helfen meistens (Kap. 3,4,8).

Ulcus cruris (Beingeschwür): Durch eine erhebliche Durchblutungsstörung an den Beinen (z.B. bei Krampfadern) wird die Haut nicht mehr richtig ernährt und es entwikkelt sich bei einer Verletzung der Haut ein Geschwür.

Am besten wirken Blutegel, die man direkt in das Geschwür setzt. Sie reinigen das kranke Gewebe und sondern einen Stoff ab, der die Heilung anregt. Alle anderen Behandlungen sind sehr schwierig und mit viel Aufwand verbunden.

Ulcus ventriculi et duodeni: s. Magengeschwür

Unterbauchkrämpfe : Fast immer sind junge Frauen mit Menstruationsbeschwerden betroffen. Es handelt sich um eine hormonelle Regulationsstörung. Deshalb helfen sowohl die „Pille" als auch eine Schwangerschaft in vielen Fällen.

Gut wirken eine intensive Fußreflexzonentherapie, Überwärmungsbäder des Unterbauches sowie Bachblüten und oft auch eine Neuraltherapie mit Injektionen an die Schmerzpunkte.

Urtikaria: Fast immer ausgelöst durch Nahrungsmittel, gelegentlich durch Kontaktallergene (Pflanzen). Fast immer harmlos. Die entsprechenden Allergene, auch bei den Nahrungsmitteln, müssen gefunden und gemieden werden.

Varikosis (Krampfadern): Diese entwickeln sich aufgrund einer Venenschwäche, bes. in den Beinen. Vermutlich ist eine Übersäuerung daran wesentlich beteiligt, wodurch Mineralstoffe aus den Venen herausgelöst werden zur Neutralisation der Säuren (Kap. 3,4).

Eine wirksame Therapie ist nicht bekannt. Salben aus Rosskastanienextrakt oder rotem Weinlaub lindern etwas die Beschwerden wie müde Beine, Druckgefühl, Hitze. Auch Blutegel können bei diesen Beschwerden gut helfen. Sie beeinflussen aber auch nicht die Bildung und Weiterentwicklung von Krampfadern. Bei ausgeprägten Krampfadern sollten Stützstrümpfe getragen werden.

Verdauungsschwäche: Fast immer handelt es sich um eine Schwäche der Bauchspeicheldrüse durch vermehrte Giftproduktion im Dünndarm und dadurch entstehende Verschlackung sowie Belastung des Lymphsystems (Kap. 3,4). Eine intensive Therapie des Bauchraumes, gute Esskultur und strikte Vermeidung von Nahrungsmittelallergenen ist erforderlich (Kap. 8). Vorübergehend helfen auch Pankreasenzyme in hoher Dosis.

Wadenkrämpfe: Ähnlich „restless legs" (s. dort). Grundlage ist die Übersäuerung, die zu einer latenten Mineralstoffverarmung führt. Deshalb hilft auch oft Magnesium, manchmal Kupfer oder Zink. Die Schulmedizin gibt mit gutem Erfolg Limptar®. Trotzdem bleibt der Mineralstoffmangel bestehen, der gefunden und therapiert werden muss. Die Übersäuerung, die durch Gärung und Fäulnis entstanden ist, muss beseitigt werden (Kap. 3,4,8).

Warzen: Werden wohl meistens durch Viren hervorgerufen. Lokal wirkt oft Höllenstein (Argentum nitricum), wenn man genügend Geduld hat. In der Homöopathie nimmt man gern Thuja C30, zweimal pro Woche fünf Tropfen auf die Zunge. Auch „Besprechen" hilft häufig, genau wie manche „magische" Rituale, z.B. mit „Schwarzen Schnecken bei Vollmond Warzen bestreichen".

Windpocken: Kinderkrankheit. Fast immer harmlos. Trotzdem wird heute oft geimpft. Eine Behandlung ist meist nur wegen Juckreiz erforderlich (z.B. Einreibung mit Essigwasser).

Zahnschmerzen: Natürlich sollte man zuerst zum Zahnarzt gehen. Schmerzlindernd wirkt aber auch folgende Rezeptur nach „Hildegard von Bingen“: Je zwei Esslöffel getrocknetes Eisenkraut und Wermut zwei Minuten in ¼ Liter Weißwein kochen, abseihen und mit viel Zucker möglichst warm trinken. Häufig genügt schon eine Tasse.

Zervikalsyndrom: Störungen an der Halswirbelsäule. Es liegt fast immer eine Störung der Halslymphe vor (Kap.4). Auf Herde an Zähnen, Mandeln, Nasennebenhöhlen sowie Fehlstellung des 1. Halswirbels (Atlas) achten. Blutige Schröpfungen der Nackenmuskulatur sind oft notwendig, dazu Störfeldinjektionen im Hals- und Kopfbereich. Naturheilkundlich oft gut zu behandeln.

Zungenbrennen: Gelegentlich Mangel an Vitamin B12. Häufiger sind Störungen der Lymphentgiftung am Hals. Therapie der Gesamtlymphe erforderlich (Kap.4).

Der Autor

Dr. med. Jürgen Freiherr von Rosen

Seit mehr als 40 Jahren steht Dr. med. Jürgen von Rosen im Dienste der Gesundheit. Dr. von Rosen, 1938 geboren in Grocholin/Posen, studierte Medizin in Münster, Lausanne und Berlin. Nach dem Staatsexamen durchlief er eine Ausbildung in verschiedenen Bereichen der Medizin, bevor er sich 1971 als praktischer Arzt niederließ. Zehn Jahre später eröffnete er eine auf Naturheilkunde spezialisierte Fachklinik in Gersfeld/Rhön. Überzeugt von den Kräften der Natur behandelt Dr. von Rosen seither in der Schlosspark-Klinik vorwiegend Patienten mit Beschwerden wie Allergien, Rheuma, Magen- und Darmerkrankungen, Migräne und chronischer Müdigkeit. In vielen Fachartikeln und Büchern hat von Rosen seine positiven Erfahrungen mit der Naturheilkunde bereits geschildert. Er ist Initiator und Ausrichter der zweijährlich stattfindenden Gersfelder Gesundheitstage, die mehrere tausend Besucher aus Deutschland anziehen. Außerdem hat der verheiratete Vater von fünf erwachsenen Kindern die Gesellschaft zur Entwicklung und Förderung der Naturheilkunde e.V. ins Leben gerufen. In seiner Freizeit wandert von Rosen und nimmt an Marathons und Skilanglauf-Wettbewerben teil.

Die Schlosspark-Klinik in Gersfeld

Gesund werden – gesund bleiben!

Die ***naturgemäße Ganzheitsmedizin*** steht im Vordergrund der Schlosspark-Klinik. Die ganzheitliche Betrachtung des Menschen ist der Ausgangspunkt für die Diagnostik und Therapie. Aus Erfahrung wissen wir, dass neben den ***äußeren Ursachen*** auch ***Belastungen im persönlichen Bereich, im Berufsleben und im sozialen Umfeld*** eines Patienten wesentlich zu einer Erkrankung beitragen können.

Die Klinik bietet die von vielen Patienten gewollte ***Synthese von sachkundiger Naturheilkunde und "sanfter" Schulmedizin***. Dabei lässt es sich in einer kleinen Klinik oft genauer und individueller arbeiten als in einer großen. Die Ärzte sind an jedem einzelnen Patienten interessiert und bauen persönliche Bindungen auf, die in das Therapiekonzept einfließen. So werden Wünsche und Bedürfnisse von Patienten mit medizinischen Sachverstand nahezu optimal koordiniert und in eine ***nebenwirkungsfreie, sanfte Medizin*** umgesetzt.

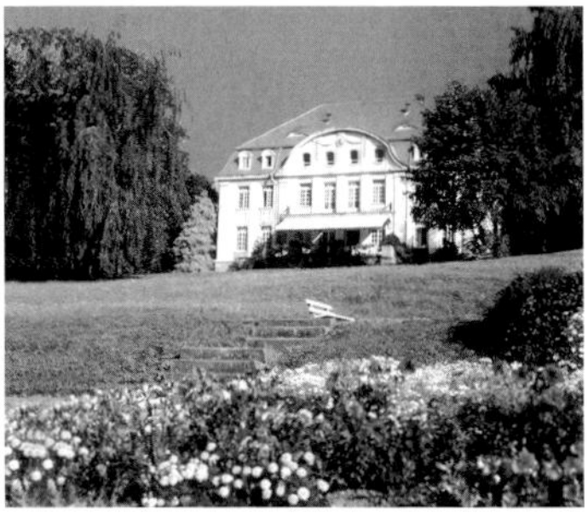

Weitere Informationen unter **www.schloss-klinik.de**

Gesellschaft zur Entwicklung und Förderung der Naturheilkunde e.V.

Seit über 30 Jahren kämpft Dr. med. Jürgen Freiherr von Rosen persönlich mit hohem Engagement darum, der Naturheilkunde einen **höheren Stellenwert** in Gesellschaft, Politik und medizinischen Fachkreisen einzuräumen. In zahllosen Artikeln und Vorträgen, vielen Büchern und in seiner täglichen Arbeit leistet er **Aufklärungsarbeit** über die beeindruckenden Vorteile der Naturheilkunde im Dienste der Gesundheit. Er gründete die **Gesellschaft zur Entwicklung und Förderung der Naturheilkunde e.V.** im Jahre 2004. Dieser gemeinnützige Verein ist ein wertvolles Sprachrohr, um die **Glaubwürdigkeit und Akzeptanz** der Naturheilkunde zum Wohle der Patienten zu fördern und voranzubringen.

In Vorträgen, Seminaren und zahlreichen Veranstaltungen vermittelt Dr. von Rosen in den für Vereinsmitglieder kostenlosen Veranstaltungen wertvolle Anregungen zur Selbsthilfe bei Beschwerden sowie allgemein zur Prävention. Weitere Informationen unter www.schloss-klinik.de

Gesellschaft zur
Entwicklung und Förderung
der Naturheilkunde e.V.

QUELLENNACHWEIS

Reckeweg, H-H.: Homotoxikologie, Aurelia-Verlag, 1975

Kneipp, S.: in Das große Kneipp-Gesundheitsbuch, Deutscher Bücherbund, 1972

Hahnemann, S.: Heilkunde der Erfahrung, Haug-Verlag, ohne Jahresangabe (Reprint)

Mayr, F.X.: Fundamente zur Diagnostik der Verdauungskrankheiten, Turm-Verlag, 1998 (Reprint)

von Rosen, J.: Diagnose – Gesundheit, Verlag Reform-Rundschau, 2004

von Rosen, J. und Schikora, O.: Und die Naturheilkunde hat doch Recht, Verlag Parzeller, 2006

von Rosen, J.: Der Dünndarm – das unbekannte Organ, Verlag Reform-Rundschau, 2001 (enthalten in Diagnose – Gesundheit, s.o.)

von Rosen, J.: Über das Lymphsystem, Verlag Reform-Rundschau, 2002 (enthalten in Diagnose – Gesundheit, s.o.)

Diamond, J.: Der Körper lügt nicht, VAK Verlag, 2009

Lipton, B.: Intelligente Zellen, KOHA-Verlag, 2006

Pischinger, A.: Das System der Grundregulation, Haug-Verlag, 1998

Heine, H.: Lehrbuch der biologischen Medizin, Hippokrates-Verlag, 1991

Moritz, A.; Die wundersame Leber- und Gallenreinigung, Voxverlag, 2008

Moritz, A.: Krebs ist keine Krankheit – Krebs ist ein Überlebensmechanismus, Voxverlag, 2008

Popp, Fritz.: Biophotonen – Neue Horizonte in der Medizin, Haug-Verlag, 2006

Shioya, N.: Der Jungbrunnen des Dr. Shioya, KOHA-Verlag, 2009

Spezzano, C. u.a.: Brücken zwischen Himmel und Erde, Verlag Via Nova, 2009

BILDNACHWEIS

Abbildung 2:	Foto: z-vision
Abbildung 3:	Foto: Marcin Sadlowski, Fotolia
Abbildung 4:	Foto: z-vision
Abbildung 5:	Foto: Matthias Hoch
Abbildung 6:	Foto: z-vision
Abbildung 7:	Foto: Schlosspark-Klinik Gersfeld
Abbildung 8:	Foto: Matthias Hoch
Abbildung 9:	Foto: Sebastian Kaulitzki, Fotolia
Abbildung 10:	Foto: Matthias Hoch#
Abbildung 11:	Foto: z-vision
Abbildung 12:	Foto: z-vision
Abbildung 13:	Foto: thing.de, Fotolia
Abbildung 14:	Foto: Matthias Hoch
Abbildung 15:	Foto: Matthias Hoch
Abbildung 16:	Zeichnung: Christine Schikora
Abbildung 17:	Abbildung: Nycomed GmbH/Byk Gulden
Abbildung 18:	Foto: Olaf Schmitz, Fotolia
Abbildung 19:	Foto: Samo7T, Fotolia
Abbildung 20:	Zeichnung Christine Schikora
Abbildung 21:	Foto: z-vision
Abbildung 22:	Foto: von Rosen
Abbildung 23:	Foto: z-vision
Abbildung 24:	Foto: Matthias Hoch
Abbildung 25:	Foto: z-vision
Abbildung 26:	Foto: Matthias Hoch
Abbildung 27:	Foto: Matthias Hoch
Abbildung 28:	Foto: Matthias Hoch
Abbildung 29:	Foto: z-vision
Abbildung 30:	Foto: privat

Weitere Bücher aus dem Verlag Via Nova:

Heilung beginnt im Herzen

Die inneren Kräfte wecken, um Körper und Seele zu heilen

Chuck Spezzano

2. Auflage

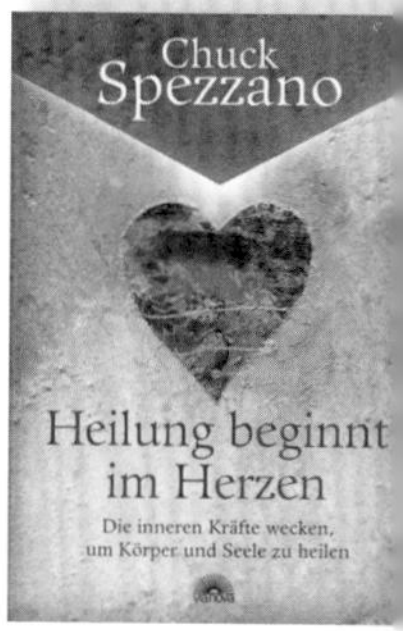

Hardcover, 240 Seiten, ISBN 978-3-86616-140-5

Das neue Buch des bekannten Lebenslehrers Dr. Chuck Spezzano gibt dem Leser grundlegende Prinzipien und Methoden an die Hand, um sich von allen Formen von Krankheit und Schmerz zu befreien. Es ergründet nicht nur die Wurzeln dessen, was Krankheiten und Schmerzen erzeugt, sondern zeigt darüber hinaus praktische Wege, wie man die dem eigenen Herzen und Geist innewohnende Kraft nutzen kann, um Krankheiten zu heilen und Schmerz aufzulösen.

Vom Übergewicht zum Gleichgewicht

Wie ich auf der Suche nach der Wahrheit 50 kg abnahm

Theresa Weißkircher

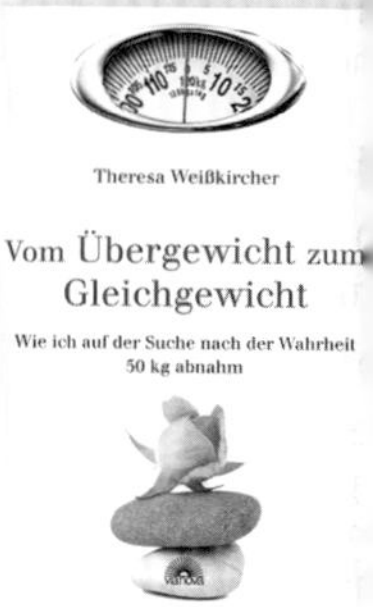

Paperback, 224 Seiten, ISBN 978-3-86616-144-3

Die Autorin Theresa Weißkircher beschreibt und erörtert in diesem Buch eigene Erfahrungen mit ihrem übergewichtigen Körper, ihre Auseinandersetzung mit sich selbst und ihren Lebensbedingungen, ihre Suche nach ihrem innersten Wesen, dem Urgrund des Seins. Indem sie sich von ihrer inneren Stimme, ihrer Intuition führen lässt, gelingt es ihr, in ein paar Monaten 50 kg abzunehmen, ihr seelisches und körperliches Gleichgewicht wiederzufinden und sich in Liebe und mit Freude dankbar anzunehmen. Ihr Erfolg macht allen Mut, die unter Gewichtsproblemen, besonders Übergewicht, leiden, ihr äußeres Erscheinungsbild in Einklang mit ihrem inneren Wesen zu bringen.

Sich ändern – statt ärgern

Vom Umgang mit turbulenten Gefühlen / Kurt A. Richter

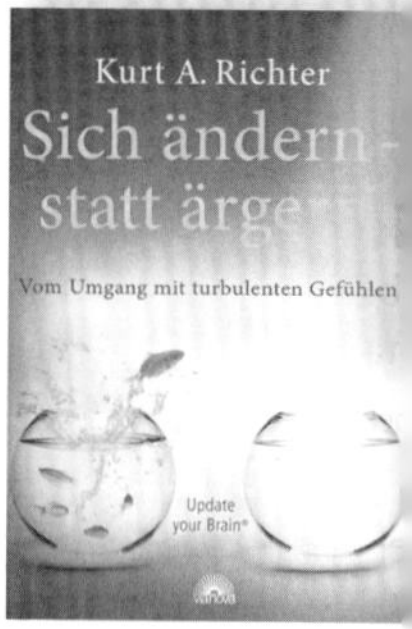

Paperback, 288 Seiten, ISBN 978-3-86616-124-5

Machen Sie sich fit im Umgang mit arroganten, nörglerischen, vorwurfsvollen, eifersüchtigen, rechthaberischen, neidischen und zynischen Zeitgenossen. Erkennen Sie die inneren Ursachen negativer Gefühlszustände, die Ihr Selbstbewusstsein und Ihre besten Qualitäten unterdrücken. Entdecken Sie anhand von 22 inspirierenden Gesprächen, ähnlich der Dialog-Methode von Sokrates, völlig neue Möglichkeiten, mit verbalen Tiefschlägen und turbulenten Gefühlszuständen wie Ärger, Schuldgefühlen, Streit, Sorgen, Prüfungsängsten und Schlafstörungen umzugehen. „Update your brain" heißt: Aktualisieren Sie Ihr Denken und bringen Sie Ihre soziale Kreativität auf den neuesten Stand. „Update your brain" heißt:
Update für deinen Geist ... dein Gemüt ... dein Wohlbefinden ... deine Leistungsfähigkeit ... deine Lebendigkeit ... dein Glückserleben ... deine Liebe ... deine Lebensfreude ... deine Kreativität ... deine Inspiration ... deine Leidenschaft ... deine Energie ... deinen Humor.

and und Fuß – Quellen der Heilung

ıe völlig neuartige Reflexzonen-Massage

edrich Butzbach

2. Auflage

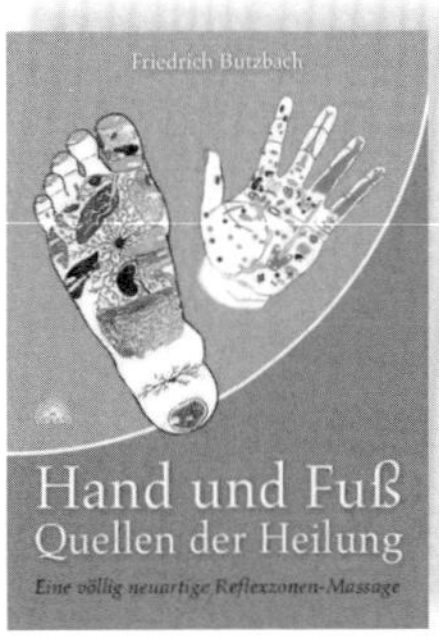

erback, 192 Seiten, 70 Grafiken und Zeichnungen, ISBN 978-3-86616-138-2

einer über dreißigjährigen Praxis erwuchsen dem Autor neue Erkenntnisse der Fuß-lexzonenmassage, besonders an den großen Zehen. Er fand hier über 40 Reflex-nkte der Hirnreflexe, über die schnellere und intensivere Reaktionen ablaufen. Dazu mmen noch rund 20 neu gefundene Reflexpunkte, die zum Beispiel den Augenin-ndruck, Herpes und Gürtelrose, hohen Blutdruck, Herzbeschwerden, Asthma oder hnschmerzen sehr schnell und effektiv positiv beeinflussen. Die Massage eines von n gefundenen Reflexpunkts kann selbst sehr alte Schockerlebnisse aus dem Unter-wusstsein in das Bewusstsein bringen und die dadurch entstandenen Belastungen d Blockaden abbauen. Genaue Beschreibungen und viele Skizzen und Schaubilder ıchen nicht nur die Lokalisierung der Reflexpunkte und die Art der jeweils erforderlichen Massage klar, son-rn sind vom Autor auch ausdrücklich als Möglichkeit zur Selbsthilfe für sich und vor allem zur Anwendung bei ıdern gedacht.

leine Hände helfen und heilen

ı Shin Jyutsu® Selbsthilfe für Kinder und Jugendliche

ıa Stümpfig-Rüdissen

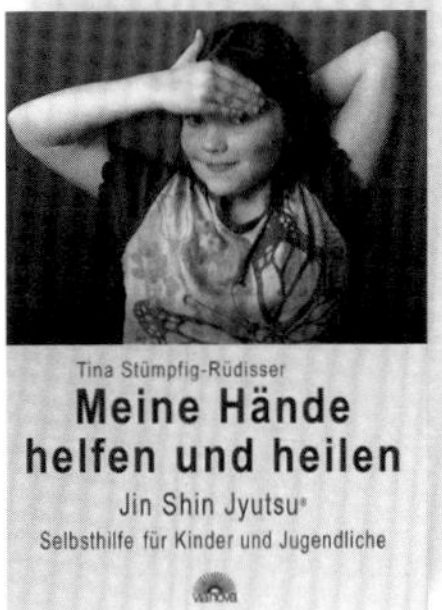

erback, 120 Seiten, über 100 vierfarbige Fotos, ISBN 978-3-86616-116-0

ənn die Energie frei im Körper fließt, fühlt sich der Mensch gesund und wohl. En-jieblockaden können zu Missstimmungen, Ängsten oder Konzentrationsschwächen ıren, aber auch zu organischen Störungen und Krankheiten. Mit diesem Buch, ent-ınden aus vielen Jin Shin Jyutsu-Selbsthilfekursen, will die Autorin speziell Kindern d Jugendlichen Möglichkeiten aufzeigen, wie sie selbst ihre Lebensenergie wieder ; Gleichgewicht bringen können, mit Ängsten,Wut,Trauer u. a. umgehen und bei ver-ıiedenen Krankheiten ihre Selbstheilungskräfte aktivieren oder sogar bei Schulpro-ːmen sich selbst helfen können. Mithilfe von Fotos und Erklärungen lernen sie, sich bst eigenverantwortlich wahr- und ernstzunehmen und mit einfachen Handgriffen Harmonie und Entspannung zu bringen, eine wertvolle Ergänzung zu herkömmlichen ilmethoden.

ie Heilkraft liegt in Dir

ben in Gesundheit, Freude und Fülle durch Jin Shin Jyutsu®

ıa Stümpfig-Rüdisser

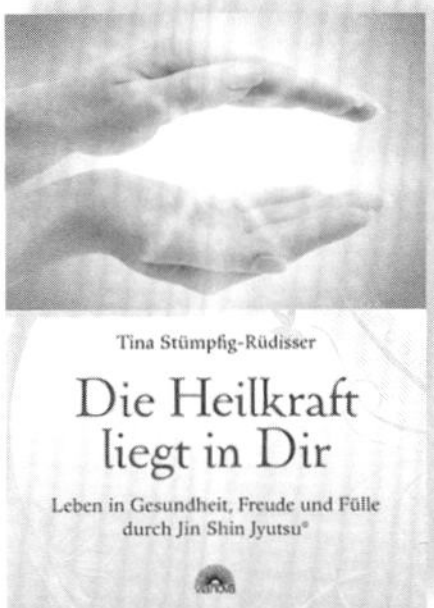

ɔerback, 176 Seiten, 100 vierfarbige Fotos, 35 Grafiken, 18 Tabellen, ISBN 978-3-86616-151-1

ı Shin Jyutsu (wörtlich übersetzt: die Kunst des Schöpfers durch den mitfühlenden ənschen) ist eine mehrere tausend Jahre alte Kunst zur Harmonisierung der Lebens-ergie im Körper, eine Verbindung von spiritueller Lehre und praktischer Geist-Seele-rper-Arbeit. In diesem Buch stellt die Autorin eine einfache, für jeden anwendbare əthode vor, mit Hilfe der eigenen Hände, des Atmens und des bewussten Denkens die ergien im Körper in eine harmonische Strömung und Schwingung zu versetzen, die ermöglicht, Energieblockaden im Körper und verhärtete Muster und Glaubenssätze fzulösen. Übungen mit anregenden, kraftvollen Affirmationen, ein 26-Wochen-Pro-amm, viele Fotos, Abbildungen und genaue Hinweise fördern die Anwendung.

Durch Energieheilung zu neuem Leben

Atlas der Psychosomatischen Energetik

Dr. med. Reimar Banis

3. Auflage

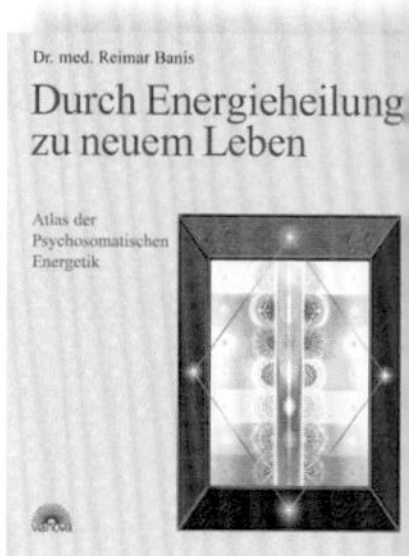

Hardcover, 408 Seiten, Großformat, vierfarbig, ISBN 978-3-936486-15-5

Jeder Mensch, der mehr über sich, seinen unbewussten Charakter erfahren möchte, kann von diesem Buch nur profitieren. Der Leser findet Informationen aus allen Kultur-Epochen und spirituellen Disziplinen über die Lebensenergie, die Chakras und deren herausragende Bedeutung für Gesundheit, Lebensfreude und Sinnfindung im Leben. Der Autor verbindet das naturwissenschaftliche Weltbild mit Erkenntnissen der modernen Energiemedizin und uralter spiritueller Erkenntnisse. Ein neues Weltbild wird sichtbar, in dem die seelische Evolution des Einzelmenschen den eigentlichen Schlüssel darstellt. Dr. Banis schildert ein neues, einfaches System der Energiemedizin, das er entdeckt hat, um Energieblockaden i kürzester Zeit zu erkennen und zu heilen – die Psychosomatische Energetik.

Gesundheit „selbst gemacht"

Wie Sie ohne fremde Hilfe mit Meridianklopfen und anderen nützlichen Methoden Ihr Wohlbefinden steigern

Verena Stollnberger

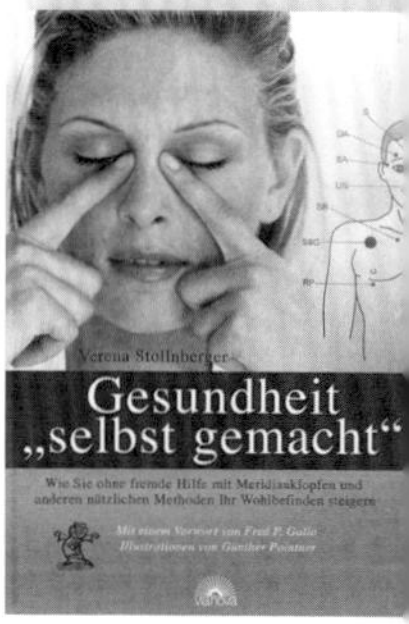

Paperback, 256 Seiten, ISBN 978-3-86616-040-8

Meridiane sind Energiebahnen im menschlichen Körper, die durchlässig sein müssen, oft aber blockiert sind und den Fluss der Energie verhindern. Die daraus entstehenden Störungen im Energiesystem können zu psychischen wie körperlichen Erkrankungen führen. Mit Hilfe geeigneter Methoden lassen sich die Meridiane für das Fließen der Energie öffnen und offen halten. Dazu gehört auch das Meridianklopfen, das sich hervorragend für die Selbstanwendung eignet. Verena Stollnberger stellt diese Therapieform in ihrem praktischen, flüssig geschriebenen Buch überzeugend in jeweils zwei Schritten vor. Ihre Spielfigur ist de pfiffige Meridianus, der auf witzige Art und Weise, die schon für ältere Kinder verständlich ist, Neugier erweck Darauf folgt eine ausführliche, exakte und sachliche Beschreibung verschiedener Methoden des Meridianklop fens in Wort und Bild, die sich in die verschiedenen Anwendungsbereiche gliedert. Die eigentlichen Übungskapi tel schließt ein knapper, stichwortartiger Kurzablauf in der Art eines Merkzettels ab. Damit gibt die Autorin den Leser ein Werkzeug in die Hand, das auch bei hartnäckigen und chronischen Symptomen Selbstheilungsprozess in Gang setzen kann.

Selbsterkenntnis und Heilung

Die Auflösung emotionaler Energieblockaden

Jordan P. Weiss

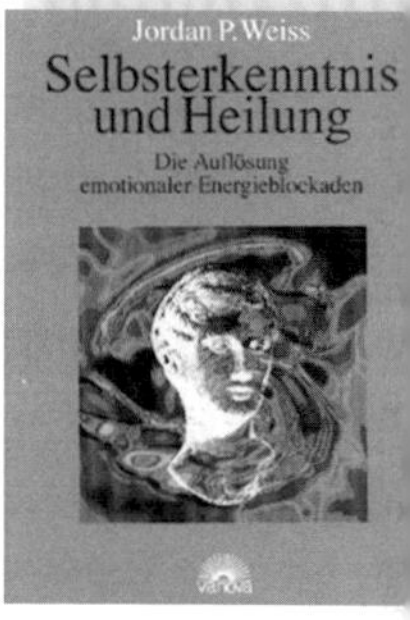

Gebunden, 232 Seiten, 21 Zeichnungen, ISBN 978-3-928632-28-7

Die in diesem Buch dargestellte Methode „Psychoenergetics" wurde von Dr. Jordan Weiss entwickelt, einem Spezialisten auf den Gebieten Stressbewältigung, Verhaltensmedizin, Personaler Transformation und chronischer Erkrankungen. Der therapeutische Ansatz von Dr. Weiss beruht auf der Erkenntnis, dass der Mensch ein Energiefeld ist, also auch Emotionen als Energiemuster in uns existieren. Diese Methode schafft Zugang zu dem unbewussten Selbst und lässt Sie verborgene, falsche Denk- und Verhaltensmuster entdecken und auflösen, die Sie daran hindern, alle positiven Möglichkeiten des Lebens auszuschöpfen und ein glückliches Dasein zu führen. Mit den Methoden der „Psychoenergetics können Sie lernen, Ärger, Angst und Unsicherheit freizusetzen; Blockaden zu entdecken, die Sie am Erreichen Ihrer Ziele hindern; Selbstsabotage zu eliminieren; sich von Schmerzen zu befreien; Schmerzen bei Menschen zu lindern, die Sie lieben; Liebe und Glück zu empfangen und negative Energien aufzulösen.

r Dreiklang für ein vitales, gesundes Leben

ürliche Ernährung, Mentale Fitness, Seelische Ausgeglichenheit

Franz Decker

rback, 240 Seiten, ISBN 978-3-86616-042-2

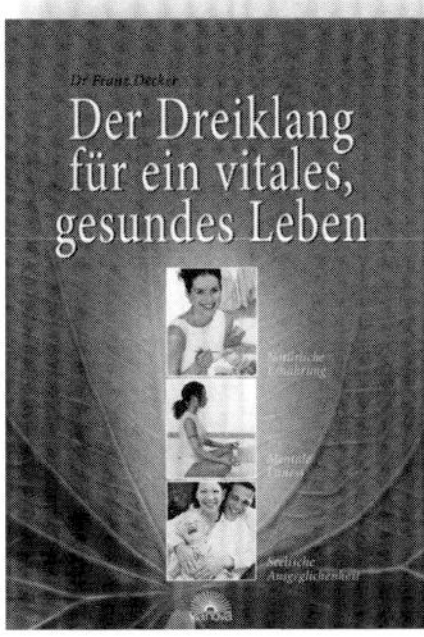

ürliche Ernährung sowie eine natürliche, ausgewogene Lebensweise sind die Basis mehr Vitalität, Wohlbefinden und Gesundheit. Das Buch zeigt den Zusammenhang schen Zivilisationskost, Fertiggerichten, Fast Food und den Auswirkungen auf Vita-, Gesundheit und Figur auf. Es macht die Bedeutung einer natürlichen Ernährung Lebensweise für Stressabbau, Stimmungsschwankungen, Wohlbefinden, für Kör-Gesundheit, Fitness und Alterungsprozess deutlich. Das Ernährungskonzept wird inzt durch ein Körper, Geist und Seele stärkendes Programm, um so die Lebensqua- zu stärken und vital bis ins hohe Alter zu bleiben. Basis ist ein erprobtes siebenstu-s MindCoaching-Programm. Durch Mentaltraining soll Ernährungsund Lebensver-en entsprechend der individuellen Ziele reguliert bzw. umgestellt werden. Ein solches Mind-Programm wird inzt durch ein Ernährungs- und Lebensmanagement-Konzept mit dem Ziel, Vitalität und Gesundheit in einer des Umdenkens stärker zu beachten, zu erhalten und zu fördern.

sundheit aufbauen

bewusste Kunst, sich wohl zu fühlen

dolph Stone

rback, 216 Seiten, 26 Graphiken, 20 Fotos, ISBN 978-3-928632-97-3

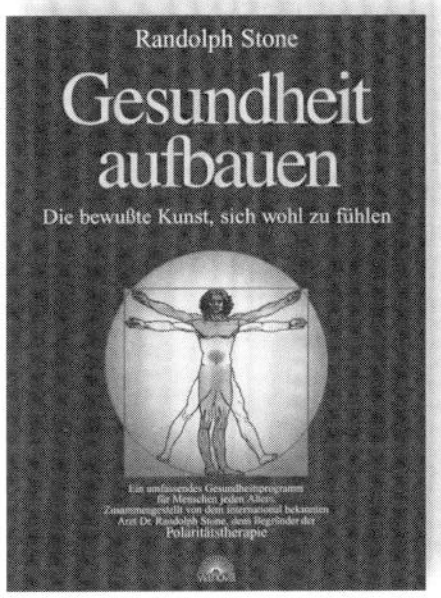

ses Buch verbindet theoretische Aspekte der Polaritätstherapie mit praktischer An-dung für ein gesundes Leben. Es ist ein wichtiges Gesundheitsbuch für jedermann nicht nur als Einführung für Menschen geeignet, die sich für Energiemedizin inte-ieren. Für all jene, die sich mit der Polaritätstherapie behandeln lassen und die die andlungen durch Selbsthilfemethoden unterstützen wollen, ist es eine wertvolle inzung. In dem Werk, das Dr. Stone geschaffen hat, übergibt er den Schlüssel zu inneren Räumen von Frieden, Kraft, Respekt und Versöhnung, die er selbst ge-aut hat. Die Tore sind Ordnung der Energiefelder im Körper, neue Einstellungen, ährung, Körperübungen, Polarity-Yoga. Es ist vor allem die geistige Ebene, auf der Stone so tief berührt und heilende innere Bewegung in Gang setzt. Es ist dieser Ort, an dem jeder den Zugang zu seiner Selbsthei-gskraft findet. Dort geschieht es, dass „das Geschenk des Lebens" vom Wort zum Erlebnis, zum gefühlten, chmeckten, erfahrenen Inhalt wird.

s große Ayurveda-Kinder-Gesundheitsbuch

sere Gesundheit, mehr Lebensfreude, höhere Intelligenz

med. Detlef Grunert (Hardcover, 240 Seiten, 140 Fotos, Großformat, ISBN 978-3-86616-074-3)

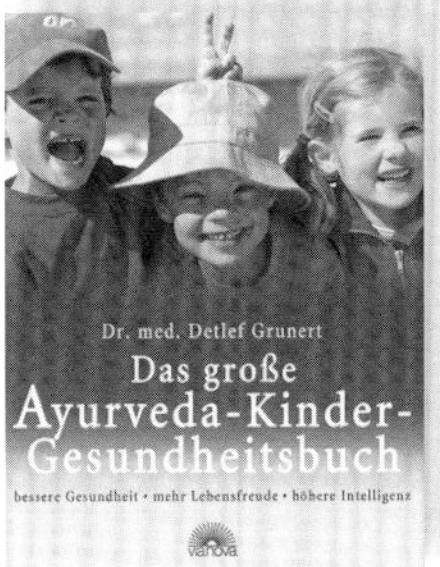

Arzt, Ayurveda-Therapeut und Ausdauersportler Dr. D. Grunert berücksichtigt alle men, die für eine optimale Förderung und Erziehung der Kinder und Jugendlichen wendig sind. Gesunde Ernährung, Bewegungsförderung und Sport, ganzheitliche andlung von Erkrankungen im Kindes- und Jugendalter und wirklich ganzheitliche ophylaxe sind zentrale Themen des Buches. Ayurveda liefert die Konzepte für eine in-duelle Förderung der Kinder. Ayurveda für Erwachsene ist bereits hochaktuell. Jedes ewesen hat individuelle Eigenschaften! Diese Unterschiede werden im Ayurveda ch die Konstitiution beschrieben.Wenn Sie die Konstitution Ihres Kindes kennen, sen Sie auch, welche Ernährung, welcher Sport, welche Bewegung, welche Umgebung etc. ideal wäre, um Gesundheit zu erhalten. Das Buch ist auch für Laien verständlich geschrieben. Die Ratschläge und Tipps sind ächlich umsetzbar. Das Konzept und der Inhalt des Buches sind sicher auch für alle interessant, die profes-ell mit Kindern und Jugendlichen zu tun haben, für Lehrer, Erzieher, aber auch Allgemein- und Kinderärzte natürlich für alle Ayurveda-Interessierten.